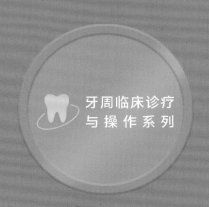

牙周临床诊疗
与操作系列

牙周手术
临床操作图谱

ATLAS
of Clinical Operation Techniques
for Periodontal Surgery

主 编
潘亚萍　中国医科大学附属口腔医院

副主编
林 莉　中国医科大学附属口腔医院
唐晓琳　中国医科大学附属口腔医院
张冬梅　中国医科大学附属口腔医院

编 者（以姓氏笔画为序）
王宏岩　中国医科大学附属口腔医院　　刘静波　中国医科大学附属口腔医院
李 琛　中国医科大学附属口腔医院　　张冬梅　中国医科大学附属口腔医院
林 莉　中国医科大学附属口腔医院　　赵 雪　中国医科大学附属口腔医院
赵 戬　中国医科大学附属口腔医院　　赵海礁　中国医科大学附属口腔医院
唐晓琳　中国医科大学附属口腔医院　　常春荣　中国医科大学附属口腔医院
寇育荣　中国医科大学附属口腔医院　　谭丽思　中国医科大学附属口腔医院
潘亚萍　中国医科大学附属口腔医院　　潘春玲　中国医科大学附属口腔医院

摄影及绘画（以姓氏笔画为序）
邓 禹　李炜琦　苗 磊　赵溪达

人民卫生出版社
·北 京·

图书在版编目（CIP）数据

牙周手术临床操作图谱 / 潘亚萍主编 . —北京：
人民卫生出版社，2023.2（2024.4 重印）
ISBN 978-7-117-33998-8

Ⅰ. ①牙…　Ⅱ. ①潘…　Ⅲ. ①牙周病 – 口腔外科手术
– 图谱　Ⅳ. ①R781.4–64

中国版本图书馆 CIP 数据核字（2022）第 208583 号

| 人卫智网 | www.ipmph.com | 医学教育、学术、考试、健康，购书智慧智能综合服务平台 |
| 人卫官网 | www.pmph.com | 人卫官方资讯发布平台 |

牙周手术临床操作图谱
Yazhou Shoushu Linchuang Caozuo Tupu

主　　编：潘亚萍
出版发行：人民卫生出版社（中继线 010-59780011）
地　　址：北京市朝阳区潘家园南里 19 号
邮　　编：100021
E - mail：pmph @ pmph.com
购书热线：010-59787592　010-59787584　010-65264830
印　　刷：北京盛通印刷股份有限公司
经　　销：新华书店
开　　本：889×1194　1/16　印张：14
字　　数：335 千字
版　　次：2023 年 2 月第 1 版
印　　次：2024 年 4 月第 2 次印刷
标准书号：ISBN 978-7-117-33998-8
定　　价：168.00 元

打击盗版举报电话：010-59787491　E-mail：WQ @ pmph.com
质量问题联系电话：010-59787234　E-mail：zhiliang @ pmph.com
数字融合服务电话：4001118166　E-mail：zengzhi @ pmph.com

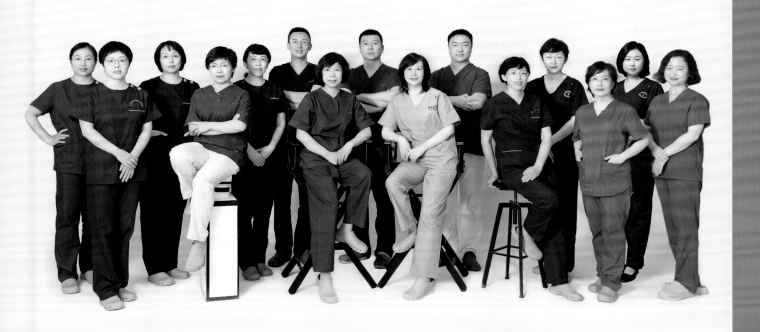

第一排从左到右：谭丽思、张冬梅、潘亚萍、林莉、唐晓琳、李琛、刘静波

第二排从左到右：常春荣、潘春玲、寇育荣、苗磊、赵戬、赵溪达、赵雪、赵海礁

前言

　　牙周病是牙菌斑生物膜和宿主等因素导致的牙周组织感染性疾病。根据我国第四次全国口腔健康流行病学调查结果，约 90% 的成年人患有不同程度的牙周病，是我国人群缺失牙的主要原因。此外，大量研究发现牙周感染与全身系统性疾病相关，如糖尿病、心血管疾病，以及消化道和呼吸道疾病等，严重影响人类健康。因此，越来越多的口腔医师认识到正确的牙周治疗在口腔科诊疗过程中的重要性和必要性。只有对每个个体进行全面、完善的牙周治疗和长期有效的维护，才能保证修复治疗、正畸治疗、种植治疗及其他口腔治疗的成功。牙周病的手术治疗是牙周病总体治疗计划的第二阶段，是牙周病治疗的重要组成部分。当牙周病发展到较严重阶段时，基础治疗已不能解决全部问题，需要通过牙周手术对牙周软、硬组织进行修整，才能获得良好的疗效，从而保持牙周组织健康，延长牙齿寿命，维护牙列的完整性，促进全身健康。

　　根据广大读者的要求，继《牙周龈下刮治和根面平整操作技术图解》出版后，我们编写了"牙周临床诊疗与操作系列"的第二本——《牙周手术临床操作图谱》。全书共 13 章，涵盖了常用的牙周手术术式，包括牙周手术的术前准备、操作步骤、注意事项及术后可能的并发症等，以图解为主，辅以案例，直观易懂。本书内容包括牙龈切除术、牙冠延长术、翻瓣术、牙周整形手术、辅助正畸的牙周手术及与牙周密切相关的口腔种植手术等；同时，有专门的章节介绍常规牙周手术器械、缝合技术和显微手术的应用。根据读者的需求，对多种牙周手术术式及器械准备配有视频讲解，以适合不同层次口腔医师的需要。本书旨在帮助牙周病专科医师及热爱牙周病专业的全科口腔医师，通过阅读本书能在临床开展牙周手术。本书作为参考书，也同样适合于口腔专业医学生、研究生，指导其临床学习。

　　本书在中国医科大学附属口腔医院牙周病科医师和部分研究生的共同努力下，完成了文字、绘图、摄影及视频制作，特别是北京大学口腔医院牙周科钟金晟医师为本书提供了病例，在此一并感谢他们的辛苦工作。鉴于作者水平和经验有限，书中难免有不尽完善和遗漏之处，望广大读者谅解，恳请专家和口腔同仁指正。

中国医科大学附属口腔医院

于沈阳

2023 年 1 月

目录

关注人卫口腔公众号
新书速递 图书推荐

扫二维码
免费观看视频

扫二维码免费观看视频：

1. 首次观看需要激活，方法如下：①用手机微信扫描封底**蓝标上的二维码**（特别提示：贴标有两层，揭开第一层，扫描第二层二维码），按界面提示输入手机号及验证码登录，或点击"微信用户一键登录"；登录后点击"立即领取"，再点击"查看"，即可观看配套增值服务。
2. 激活后再次观看的方法有两种：①手机微信扫描书中任一二维码；②关注"人卫助手"微信公众号，选择"知识服务"，进入"我的图书"，即可查看已激活的配套增值服务。

第一章
牙周手术相关
解剖结构

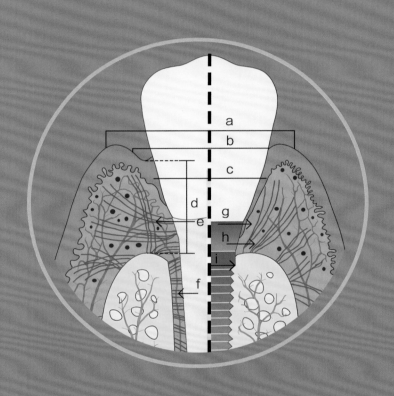

牙周组织指牙周围的支持组织，由牙龈、牙周膜、牙骨质和牙槽骨组成。它将牙牢固地附着于牙槽骨，承受咬合力，同时使口腔黏膜与牙体硬组织间呈良好的封闭状态，故也被称为牙周支持组织或牙附着装置。

一、牙龈

牙龈由游离龈、龈乳头和附着龈组成。游离龈与牙面之间形成的间隙称龈沟，正常探诊不超过3mm。龈乳头呈锥形充满相邻两牙接触区根方的楔状隙中。附着龈与游离龈相延续，附着于牙槽骨表面不能移动，根方与牙槽黏膜相接，质地坚韧，其正常范围为1~9mm，宽度因人和牙位而存在差异。龈沟底与牙槽嵴顶之间的恒定距离称为生物学宽度，又称牙槽嵴顶冠方附着组织，包括结合上皮及结合上皮根方与牙槽嵴顶间的纤维结缔组织，宽约2mm。牙种植体周软组织的口腔上皮、沟内上皮和结合上皮在外形和功能上与天然牙牙周组织的相应结构几乎一致（图1-1）。

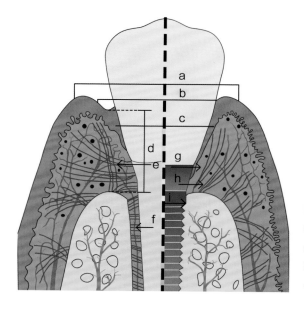

图1-1　牙龈的解剖标志及牙周组织的血液供应
a.口腔上皮；b.沟内上皮；c.结合上皮；d.生物学宽度；e.结缔组织附着；f.牙周膜。种植体周软组织与天然牙软组织的重要区别在于：g.缺乏结缔组织附着；h.种植体附近为少血管、少细胞的结缔组织；i.无牙周膜

二、牙周膜

牙周膜又称"牙周韧带"，是围绕牙根并连接牙骨质和牙槽骨的致密结缔组织，由牙周膜纤维、细胞及基质组成。其厚度一般为 0.15~0.38mm，在根中 1/3 处最窄，牙槽嵴顶及根尖孔处较宽。牙周膜的血管主要来源于牙槽动脉和牙龈。多方来源的血管在牙周膜中互相吻合成丛，因此在牙周翻瓣手术时不会影响牙周膜的血液供应。种植体直接和牙槽嵴下的骨发生结合，不存在牙周膜结构（图 1-1）。

三、牙槽骨

牙槽骨为上下颌骨包围和支持牙根的部分，由骨细胞和矿化的基质构成，分为固有牙槽骨、骨密质和骨松质。正常情况下，牙槽骨的最冠方牙槽嵴顶到釉牙骨质界的距离小于 2mm。1985 年，Brånemark 根据骨密质和骨松质的厚薄排列，将牙槽骨分为四类（图 1-2）。下颌骨多为 I 类和 II 类，骨密质较多；上颌骨多为 III 类和 IV 类海绵状骨，机械强度较差，种植手术时应根据不同的骨质类型设计植入方案。张雪等比较上颌前牙牙体长轴与牙槽骨的相对位置关系将其分为三型（图 1-3），在做种植手术时，可以作为重要参考依据。

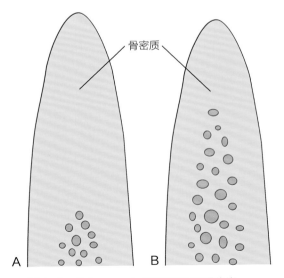
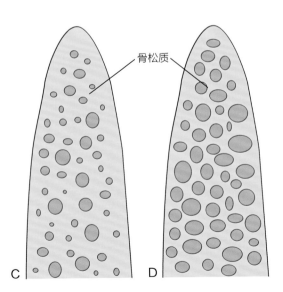

图 1-2　Brånemark 的牙槽骨骨质分类
A. I 类骨　B. II 类骨　C. III 类骨　D. IV 类骨

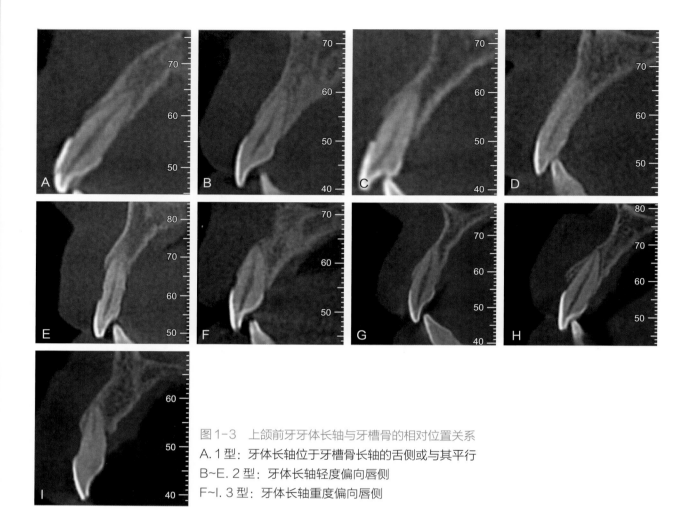

图1-3 上颌前牙牙体长轴与牙槽骨的相对位置关系

A. 1型：牙体长轴位于牙槽骨长轴的舌侧或与其平行

B~E. 2型：牙体长轴轻度偏向唇侧

F~I. 3型：牙体长轴重度偏向唇侧

四、牙周组织的血管及神经分布

牙周组织的血液供应主要来源于上颌动脉的分支（图1-4），其感觉传入主要由三叉神经的上颌支和下颌支负责（图1-5）。下颌牙龈血管来源于颊动脉及舌下动脉（图1-4）。

下颌神经通过下颌管向前走行，在颏孔分出颏神经。同时，下颌神经继续向前，为下颌切牙神经（图1-5）。根尖片和全景片（又称全口牙位曲面体层X线片）不能完全显示下颌切牙管，而断层扫描可以定位，从而避免神经血管的损伤，下颌管和颏孔的位置对于种植手术至关重要。

下颌管起于下颌支上的下颌孔，一般终于下颌第二前磨牙处的颏孔。通过锥形束CT研究发现下颌孔位于下颌支内侧中央偏后；下颌管在下颌体部逐渐由舌侧偏向颊侧，抵达颏孔下方时即折转向上向外出颏孔。下颌管到颊侧骨皮质的距离由颏孔向远中逐渐增加，到舌侧骨皮质、牙槽嵴顶的距离则逐渐减小。下颌管到下颌下缘的距离在第一磨牙处最小，在第二前磨牙处最大（图1-6）。统计显示，将近1/3的人群存在双下颌管（图1-7）。有学者测量尸体标本下颌后牙牙根与下颌管上壁的距离，发现第一前磨牙距离最远，第二磨牙远中根最近（表1-1）。下颌管内含有下牙槽动静脉及神经，通常血管位于神经的上方，应注意避免损伤下颌管内的血管及神经。Richard 等认为种植体底部应距离下颌管上缘 2~3mm。

Neiva 等研究发现颏孔位置在第一、第二前磨牙之间占 58%，第二前磨牙根方占 42%。研究者发现颏孔上缘到牙槽嵴顶的平均距离为 11.87mm；颏孔截面下颌管上缘到牙槽嵴顶的平均距离为 16.45mm，两者的差值为 4.58mm。颏孔前下仍有颏神经走行，形成颏神经袢，距离颏孔前缘大约 3.5mm。因此，在下颌种植手术时安全区域并非颏孔前缘，而应该是颏孔前 4mm 区域。

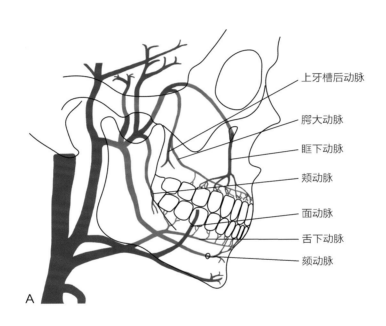

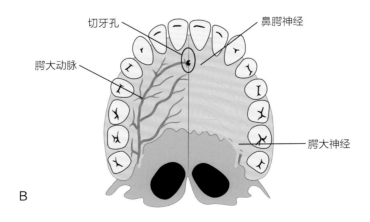

图 1-4　牙龈的血液供应
A. 上下颌牙龈的血液供应　B. 腭部牙龈及黏膜的血管分布

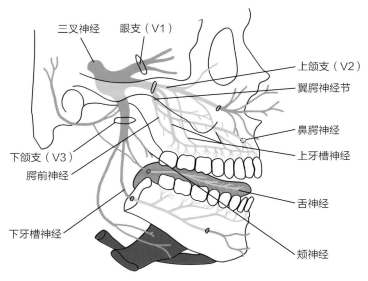

图 1-5　牙周组织的神经分布

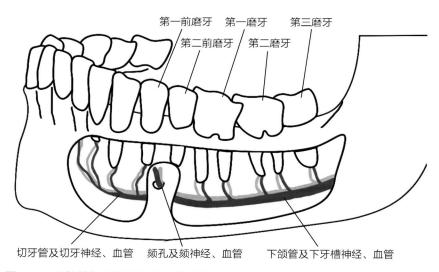

图 1-6　下颌管与下颌后牙的位置关系

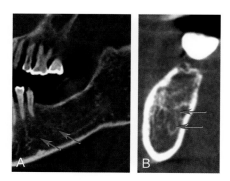

图 1-7　双下颌管 CT 影像

A. 双下颌管 CT 冠状面观　B. 双下颌管 CT 矢状面观

表 1-1 下颌后牙牙根与下颌管上壁距离

牙位	距离	牙位	距离
第一前磨牙	7.28~9.36mm	第二磨牙	
第二前磨牙	5.86~8.20mm	远中根	2.30~3.64mm
		近中根	2.56~4.02mm
第一磨牙		第三磨牙	
远中根	2.66~3.98mm	远中根	3.46~4.54mm
近中根	2.94~4.36mm	近中根	3.56~4.66mm

舌神经在第二磨牙远中紧贴下颌舌侧向前逐渐朝中线走行，与牙舌侧龈缘的垂直距离如下：第二磨牙为 9.6mm、第一磨牙为 13mm、第二前磨牙为 14.8mm。在进行翻瓣手术及种植手术时应避免损伤。

上颌牙龈血管来源于上颌牙槽后动脉、颊动脉、眶下动脉分支及腭大动脉（图 1-4）。

上颌神经是感觉神经，其上鼻支和上颌牙槽支分别支配腭、鼻、上颌窦黏膜，上颌牙及其牙周膜（图 1-5）。

上牙槽前神经经上颌窦前壁的牙槽管走行。尖牙区种植体植入时，应避免损伤该神经及血管；还应注意鼻腭神经，它通过鼻腭管下行至腭部，并与对侧相应的神经和腭大神经交通，鼻腭管的尺寸和形态变异很大，在上颌切牙区植入种植体时应考虑这些重要结构。

腭降动脉由上颌动脉发出，经翼腭管下行至腭水平高度在腭大孔发出腭大动脉，同名神经与之共同构成腭大神经血管束，并沿腭大神经血管沟分布，是上颌软硬组织主要的血供来源（图 1-4B）。腭大神经出腭大孔入硬腭，向前分布于上颌前磨牙、磨牙、磨牙区的黏骨膜及腭侧牙龈。腭大神经血管束走行于距上颌前磨牙和磨牙釉牙骨质界 7~17mm 处。在曲度中等的腭穹窿中，神经血管束距前磨牙和磨牙釉牙骨质界平均距离为 12mm，在腭部向前走行至切牙孔，高腭穹窿组其距离明显大于低腭穹窿组，因此腭部取龈瓣的安全区界定为第一磨牙近中至尖牙距腭侧龈缘 2~12mm，同时根据腭穹窿高低适度调整。

五、要点

1. 手术中注意保留适度的附着龈宽度。

2. 上颌腭侧取结缔组织瓣时，应注意腭大神经血管束的走行位置。

3. 下颌种植手术时，种植体根端应距离下颌管上缘 2~3mm。

4. 种植体窝洞预备时，应根据牙槽骨的不同骨质分类条件，选择不同的备洞方式。

（常春荣）

1. 绳兰兰，曲卫国，李阳，等.正常青年人下颌管全长三维走向及下颌骨形态的锥形束 CT 测量.华西口腔医学杂志，2016，34（2）：156-161.

2. 张军岐，王青，陈凤山.下颌骨颏孔区 CBCT 分析.口腔颌面外科杂志，2014，24（2）：123-126.

3. CAGLAYAN F，SÜMBÜLLÜ M A. Morphometric and morphologic evaluation of the mental foramen in relation to age and sex：an anatomic cone beam computed tomography study. Journal of Craniofacial Surgery，2014，25（6）：2227-2230.

4. FU J H，HASSO D G，YEH C Y，et al. The accuracy of identifying the greater palatine neurovascular bundle：a cadaver study. J Periodontol，2011，82（7）：1000-1006.

5. KOSEK S K，RUNGRUANG T. Anatomical study of the greater palatine artery and related structures of the palatal vault：considerations for palate as the subepithelial connective tissue graft donor site. Surg RadiolAnat，2009，31（4）：245-250.

6. RICHARD U，RUDEK I，WAND H L，et al. Immediate implant placement：positives and negetives. Implant Dent，2010，19（2）：98-106.

7. ZHANG X，LI Y，GE Z，et al. The dimension and morphology of alveolar bone at maxillary anterior teeth in periodontitis：a retrospective analysis—using CBCT. J Oral Sci，2020，12（1）：4.

第二章
牙周病新分类
及治疗策略

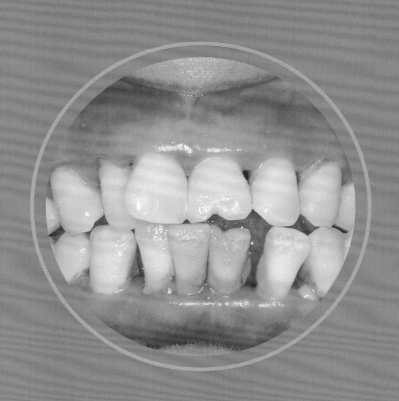

牙周病新分类将牙周病分为坏死性牙周病、反映全身疾病的牙周炎和牙周炎三种类型。本章介绍了牙周炎的分期和分级、临床龈健康的概念，以及牙周治疗后结局，为牙周炎患者提供个性化的诊断和治疗策略。

一、牙周病新分类

2017—2018 年，欧洲牙周病联合会与美国牙周病学会公布了牙周病、种植体周病及状态新分类的共识（图 2-1）。

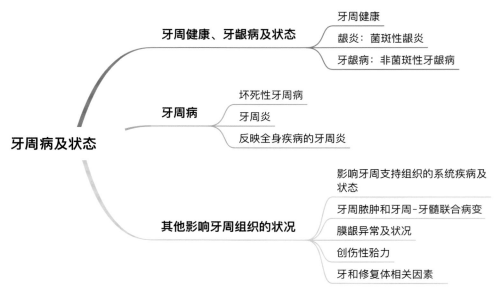

图 2-1　牙周病及状态新分类

二、牙周健康和临床龈健康标准

牙周健康是指牙周组织没有炎症表现的状态，包含完整的牙周组织和减少的牙周组织临床龈健康两种状态（图 2-2）。

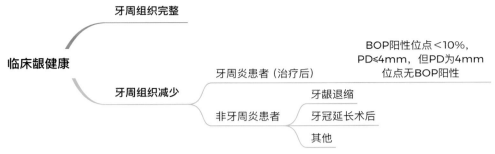

图 2-2　临床龈健康标准

BOP：bleeding on probing，探诊出血；PD：probing depth，探诊深度

三、牙周炎诊断标准

牙周炎诊断标准为：2 颗或 2 颗以上不相邻牙存在，①邻面附着丧失（clinical attachment loss，CAL）；② 颊侧或舌侧 CAL 和 PD 均≥3mm（图 2-3）。患者符合其中一条即可诊断为牙周炎，临床上应重点关注邻面 CAL。

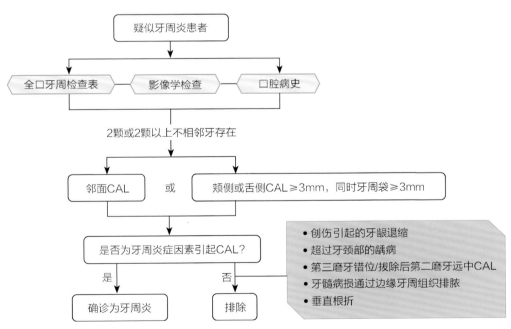

图 2-3　牙周炎诊断标准

CAL：clinical attachment loss，临床附着丧失

附着丧失的评价需排除非牙周疾病问题，包括以下方面：

1. 创伤引起的牙龈退缩。

2. 超过牙颈部的龋病。

3. 第三磨牙错位或拔除后第二磨牙远中 CAL。

4. 牙髓病损通过边缘牙周组织排脓。

5. 垂直根折。

牙周支持组织因炎症而丧失是牙周炎的主要特征，表现为临床附着丧失和影像学评估的牙槽骨丧失，存在牙周袋和牙龈出血。选取两颗及以上不相邻牙以排除因局部因素造成的偏倚。

新分类将牙周病分为坏死性牙周病、反映全身疾病的牙周炎和牙周炎三种类型，原 1999 年分类中慢性牙周炎和侵袭性牙周炎（局限型和广泛型）合并为牙周炎，并把牙周炎进行分期和分级，根据四步流程进行牙周炎诊断（图 2-4）。新分类考虑到多因素的病因、影响因素和全身健康状况、治疗后疾病复发或进展的风险，对临床工作有重要的指导意义。

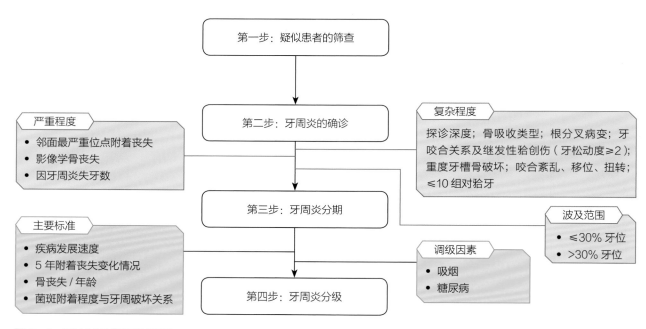

图 2-4　牙周炎诊断四步流程

四、牙周炎分期、分级及治疗策略

根据疾病的严重程度以及预期治疗的复杂程度等，将牙周炎分为 I、II、III 和 IV 期（表 2-1，图 2-5）。根据疾病进展速度、评估危险因素、预后判断和全身健康等因素，将牙周炎分为 A、B 和 C 三级，分别代表牙周炎进展的低、中和高风险（图 2-6~ 图 2-11）。

表 2-1 牙周炎分期

临床特征		牙周炎分期			
		I 期	II 期	III 期	IV 期
严重程度	邻面最严重位点附着丧失	1~2mm	3~4mm	≥5mm	≥5mm
	影像学骨丧失	牙根冠方 1/3（<15%）	牙根冠方 1/3（15%~33%）	延伸至根中 1/3 或根尖 1/3	延伸至根中 1/3 或根尖 1/3
	因牙周炎失牙数	无	无	≤4 颗	≥5 颗
复杂程度	局部因素	最大 PD≤4mm 主要为水平型骨吸收	最大 PD≤5mm 主要为水平型骨吸收	在 II 期基础上，伴有：PD≥6mm；垂直型骨吸收≥3mm；根分叉病变 II 或 III 度；中度牙槽骨破坏	在 III 期基础上，伴有需要复杂综合治疗的症状：咀嚼功能异常；继发性𬌗创伤（牙松动≥II 度）；重度牙槽骨破坏；咬合紊乱、牙移位、牙扭转；余留牙<20 颗（10 组对𬌗牙）
范围和分布		波及≤30% 牙位为局限型；>30% 牙位为广泛型			

注：PD，probing depth，探诊深度。
1. 初始阶段的牙周炎应根据临床附着丧失（CAL）来确定，如果 CAL 不能准确测定，则应根据影像学骨吸收情况确定（RBL）。
2. 即使在没有复杂因素的情况下，牙周炎失牙也会改变牙周炎的分期。
3. III 期或 IV 期牙周炎的区别主要是基于复杂性因素。
4. 通常只需要一个复杂性因素就可以将诊断上调到更严重的阶段，此时不考虑 CAL 情况。
5. 分期以初诊为准。

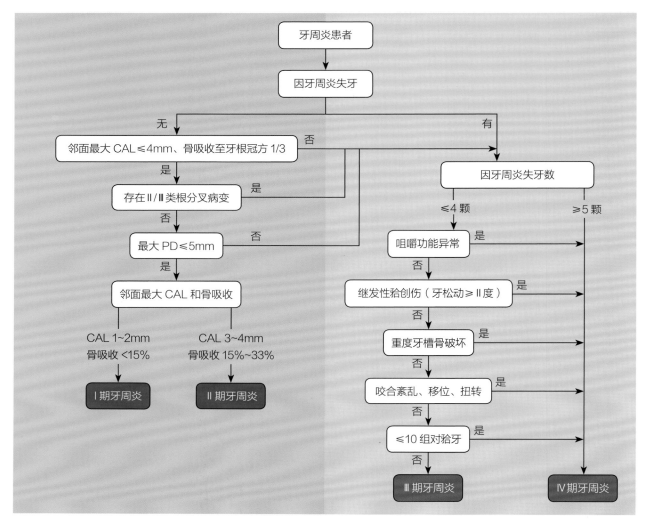

图 2-5　牙周炎分期决策

PD：probing depth，探诊深度；CAL：clinical attachment loss，临床附着丧失

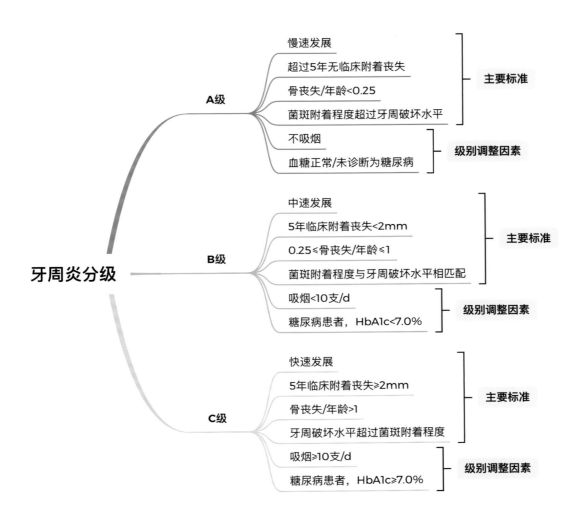

图 2-6　牙周炎分级

HbA1c：糖化血红蛋白

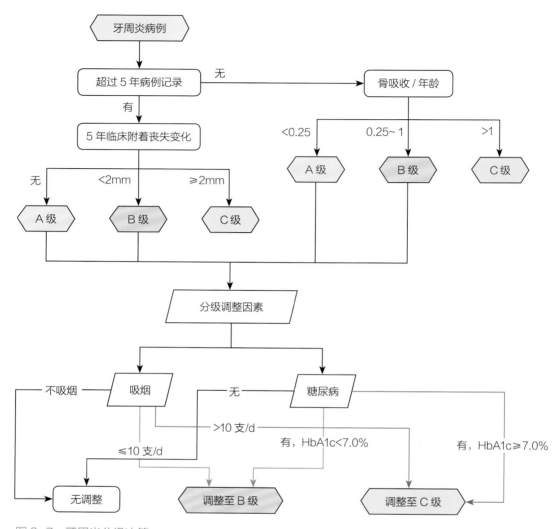

图 2-7 牙周炎分级决策

HbA1c：糖化血红蛋白

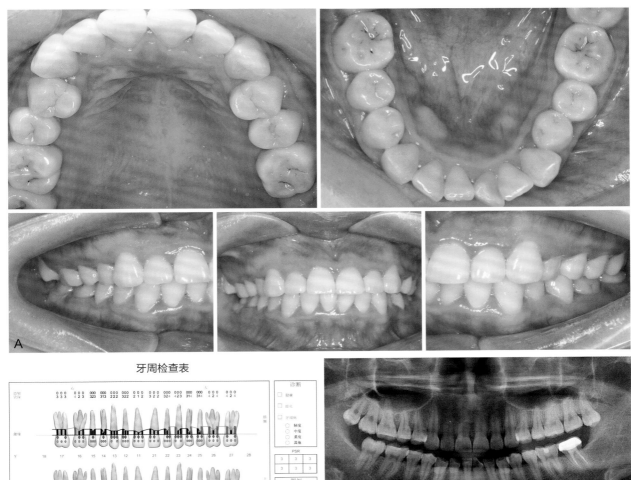

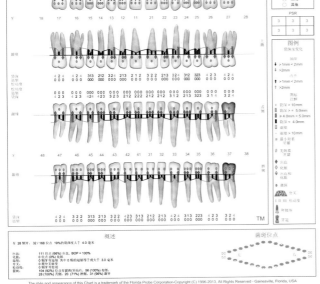

图 2-8 牙周炎 I 期 A 级（男，30 岁）

A. 初诊口内像　B. Florida 电子牙周探诊检查结果

C. 初诊全景片

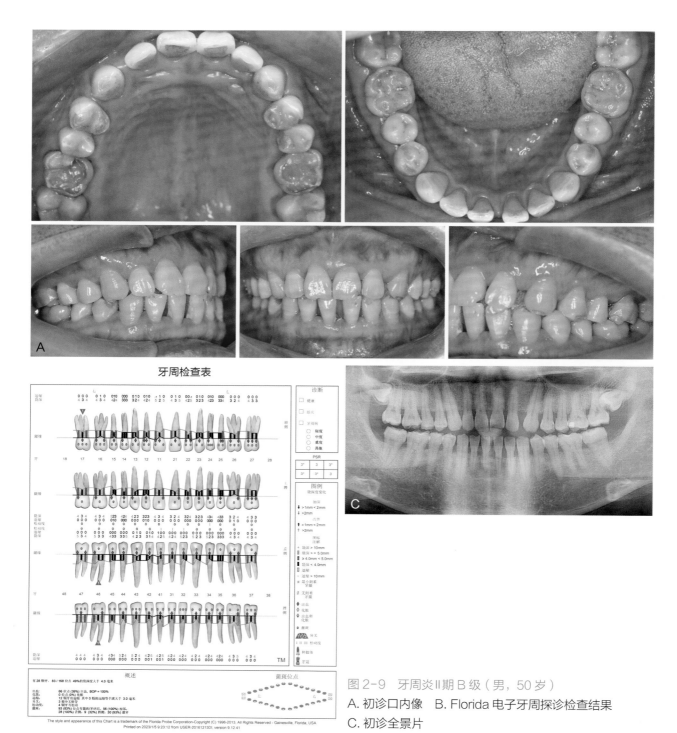

图 2-9　牙周炎 II 期 B 级（男，50 岁）

A. 初诊口内像　B. Florida 电子牙周探诊检查结果

C. 初诊全景片

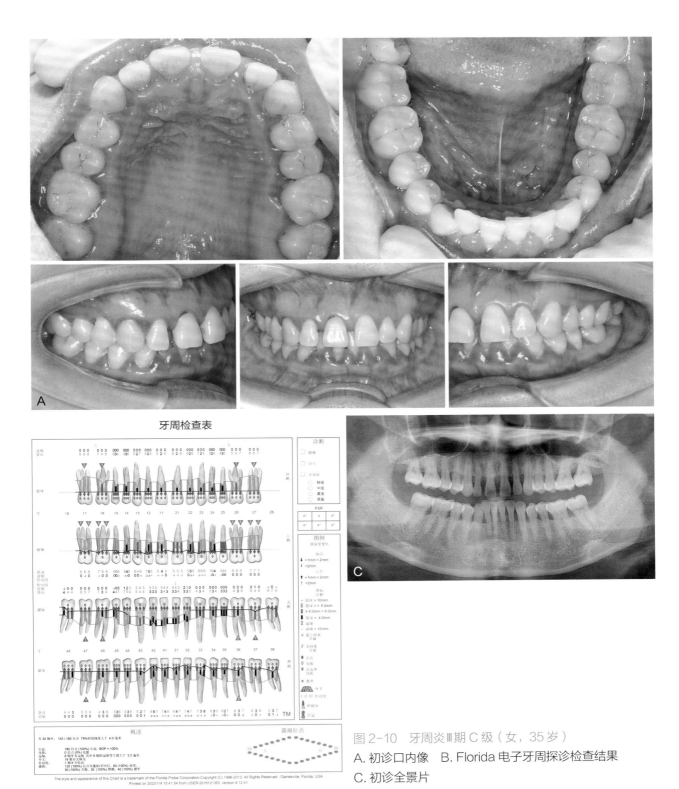

图 2-10 牙周炎Ⅲ期 C 级（女，35 岁）

A. 初诊口内像　B. Florida 电子牙周探诊检查结果

C. 初诊全景片

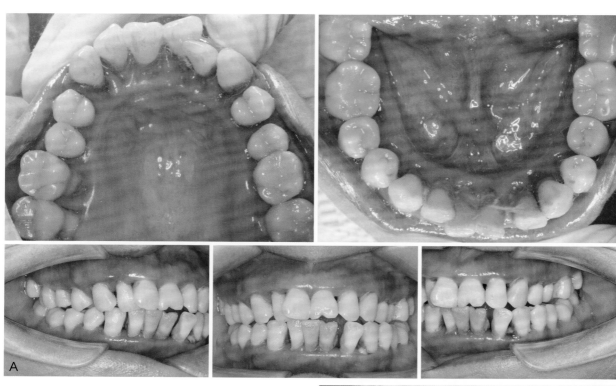

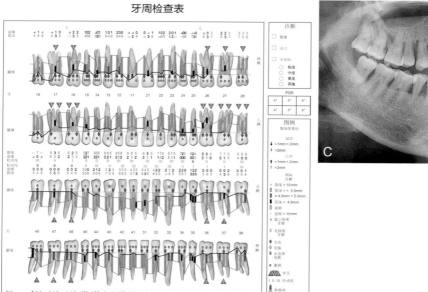

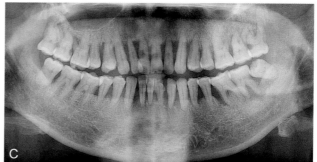

图 2-11　牙周炎IV期 C 级（女，54 岁）

A. 初诊口内像　B. Florida 电子牙周探诊检查结果

C. 初诊全景片

医师应对牙周炎患者的病情进行书面告知，以笔者单位牙周门诊患者病情程度告知书为例（图2-12）。

根据牙周炎诊断的分期，制订治疗方案（表2-2）。

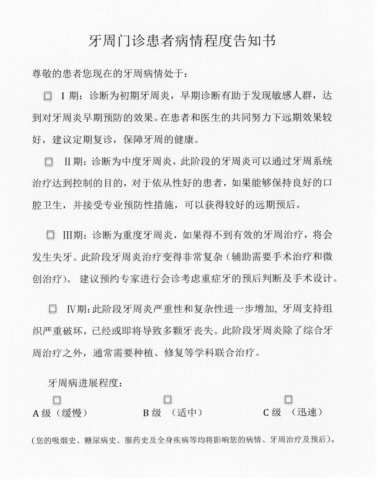

图 2-12　中国医科大学附属口腔医院牙周门诊患者病情程度告知书

表 2-2　I~IV期牙周炎治疗方案选择的临床策略

牙周炎分期	推荐主要治疗方案
I期	牙周非手术治疗,牙龈成形术,牙周支持治疗
II期	牙周非手术治疗,牙龈成形术、翻瓣术(原位或根向复位瓣),牙周支持治疗
III期	牙周非手术治疗,翻瓣术、GTR术、GBR术、牙种植术、修复治疗,牙周支持治疗
IV期	牙周非手术治疗,翻瓣术、GTR术、GBR术、牙种植术,多学科协作治疗,咬合调整或重建,牙周支持治疗

注：翻瓣术用于开放后彻底清创,若后牙区附着龈宽度不足的情况下,可采用根面复位降低牙周袋深度;GTR术为引导组织再生术,用于治疗骨下袋、II度根分叉病变和局限性牙龈退缩,适用于三壁骨下袋的牙周组织再生;GBR术为引导骨再生术,用于拔牙位点保存、牙种植及修复相关的骨增量。

五、种植体周病新分类

新分类将种植体周病及状态分为种植体周健康、种植体周黏膜炎、种植体周炎和种植体周软硬组织缺损等（表2-3）。

表2-3　种植体周健康、种植体周黏膜炎和种植体周炎的临床表现及诊断指标

种植体周病及状态	临床表现		骨丧失（除外因初期骨改建所致的骨水平变化）
	黏膜炎症	探诊深度（与基线相比）	
种植体周健康	无炎症、色粉，无轻探出血或溢脓	无增加	无
种植体周黏膜炎	黏膜色红，组织水肿，轻探出血和/或溢脓	增加或无增加	无
种植体周炎			
有基线资料	轻探出血和/或溢脓	增加	有
无基线资料	轻探出血和/或溢脓，探诊深度≥6mm		≥3mm 骨丧失

六、牙周炎治疗结局评估

牙周序列治疗后，需要对患者的牙周治疗结局进行准确判断。

牙周炎患者无论治疗结局如何，均具有复发风险，医师应坚持对患者进行终生的牙周支持治疗。在维护阶段管理中应始终考虑初诊的复杂性因素，即使牙周治疗消除了影响分期的复杂性因素，牙周炎的诊断和分期仍要以初诊检查为准。

牙周治疗后患者的治疗结局包括临床龈健康（clinical gingival health）、龈炎和牙周炎复发三种情况（图2-13）。

1. 临床龈健康　BOP 阳性位点 <10%，PD≤4mm，且 PD 为 4mm 位点无 BOP 阴性。此类患者接受牙周支持治疗，定期复查，需进行有效的菌斑控制。牙周治疗后结局为临床龈健康的牙周炎Ⅲ期 C 级患者的诊疗资料如图 2-14 所示。

2. 龈炎　BOP 阳性位点≥10%，PD≤4mm，但 PD 为 4mm 位点无 BOP 阳性。此类患者应加强菌斑控制，接受龈上洁治术，并缩短复查间隔。

3. 牙周炎复发　PD>4mm，或 PD 为 4mm 位点 BOP 阳性。此类患者应重新接受牙周治疗，有效控制炎症。

医师可根据牙周炎患者的牙周指标及全身状态确定个性化复查复治的时间。复查复治间隔可选择 3、4、6、9 和 12 个月。建议参考使用牙周炎患者复查复治间隔决策：首先根据不同深度的牙周袋检出率（PD≥4mm %、PD≥5mm %、PD≥6mm %），初步确定复查复治间隔，之后再根据 BOP %、根分叉病变情况、吸烟和糖尿病患病情况进行调整后，确定最终复查复治间隔时间（图2-15）。

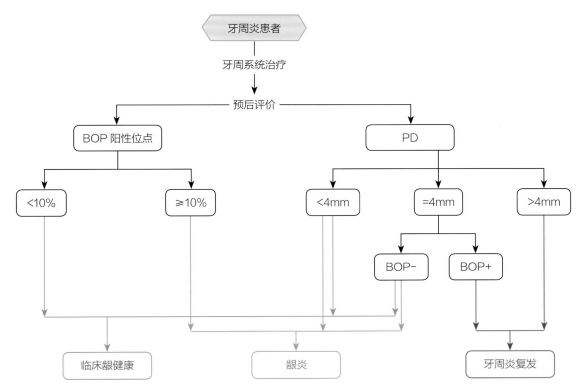

图 2-13　牙周炎治疗结局评估

PD：probing depth，探诊深度；BOP：bleeding on probing，探诊出血

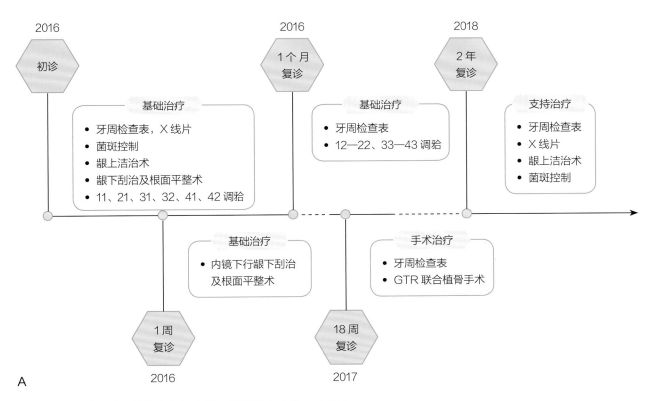

A

图 2-14　治疗后结局为临床龈健康的牙周炎患者（男，16岁）

A. 治疗流程图

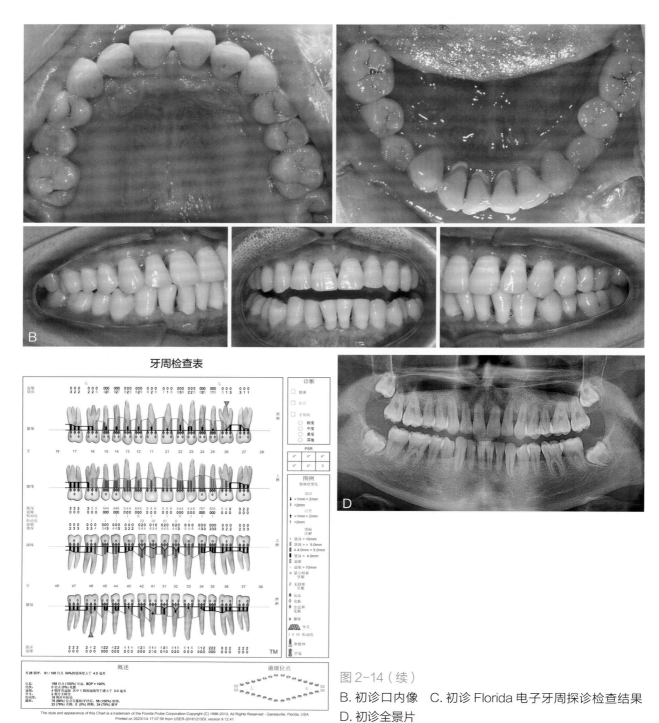

图 2-14（续）
B. 初诊口内像　C. 初诊 Florida 电子牙周探诊检查结果
D. 初诊全景片

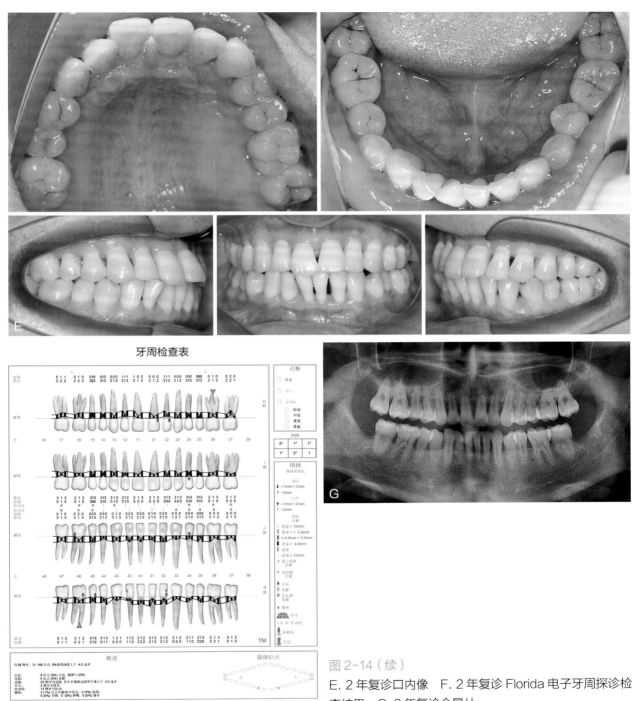

图 2-14（续）

E. 2 年复诊口内像　F. 2 年复诊 Florida 电子牙周探诊检查结果　G. 2 年复诊全景片

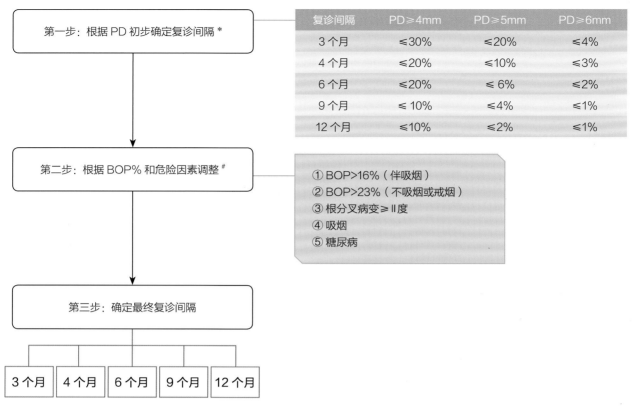

复诊间隔	PD≥4mm	PD≥5mm	PD≥6mm
3 个月	≤30%	≤20%	≤4%
4 个月	≤20%	≤10%	≤3%
6 个月	≤20%	≤ 6%	≤2%
9 个月	≤ 10%	≤4%	≤1%
12 个月	≤10%	≤2%	≤1%

第一步：根据 PD 初步确定复诊间隔 *

第二步：根据 BOP% 和危险因素调整 #

① BOP>16%（伴吸烟）
② BOP>23%（不吸烟或已戒烟）
③ 根分叉病变≥Ⅱ度
④ 吸烟
⑤ 糖尿病

第三步：确定最终复诊间隔

3 个月　4 个月　6 个月　9 个月　12 个月

图 2-15　牙周炎患者复查复治间隔决策

*：如果 PD 检出率处于不同复诊间隔行，选择最短时间为初步复诊间隔

#：如果患者存在：①吸烟者 BOP%>16%；②BOP%>23%（不吸烟或已戒烟）；③存在根分叉病变≥Ⅱ度；④吸烟；⑤糖尿病，这 5 条危险因素中的任一条，应缩短复诊间隔，将复诊间隔上调一级

七、要点

1. 与患者沟通时，要考量牙周炎诊断的分期、分级。

2. 牙周炎治疗结局分为临床龈健康、龈炎和牙周炎复发。

3. 牙周炎患者治疗后均具有复发风险，应根据患者病情采取相应的支持治疗或再治疗措施。

（刘静波）

参考文献

1. 孟焕新 . 2018 年牙周病和植体周病国际新分类简介 . 中华口腔医学杂志，2019，54（2）：73-78.

2. BERGLUNDH T, ARMITAGE G, ARAUJO M G, et al. Peri-implant diseases and conditions：Consensus report of workgroup 4 of the 2017 World Workshop on the classification of periodontal and peri-implant diseases

and Conditions. J Clin Periodontol，2018，45（Suppl 20）：S286-S291.

3. CATON J G，ARMITAGE G，BERGLUNDH T，et al. A new classification scheme for periodontal and peri-implant diseases and conditions-Introduction and key changes from the 1999 classification. J Clin Periodontol，2018，45（Suppl 20）：S1-S8.

4. CHAPPLE I L C，MEALEY B L，VAN DYKE T E，et al. Periodontal health and gingival diseases and conditions on an intact and a reduced periodontium：consensus report of workgroup 1 of the 2017 World Workshop on the classification of periodontal and peri-implant diseases and conditions. J Clin Periodontol，2018，45（Suppl 20）：S68-S77.

5. LANG N P，BARTOLD P M. Periodontal health. J Clin Periodontol，2018，45（Suppl 20）：S9-S16.

6. PAPAPANOU P N，SANZ M，BUDUNELI N，et al. Periodontitis：consensus report of workgroup 2 of the 2017 World Workshop on the classification of periodontal and peri-implant diseases and conditions. J Periodontol，2018，89（Suppl 1）：S173-S182.

7. RENVERT S，PERSSON G R，PIRIH F Q，et al. Peri-implant health，peri-implant mucositis，and peri-implantitis：case definitions and diagnostic considerations. J Periodontol，2018，89（Suppl 1）：S304-S312.

第三章
牙周手术治疗的
基本原则

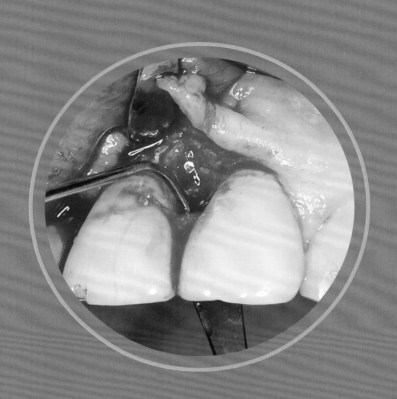

牙周手术治疗是牙周序列治疗的第二阶段，应在完善的牙周基础治疗后开展。针对不同的手术适应证开展相应的术前检查和手术设计是手术成功的基础。牙周手术应遵循无菌、无痛及减创原则。

手术还应遵循知情同意的原则，术前需签署书面知情同意书。牙周手术基本流程如图 3-1 所示。

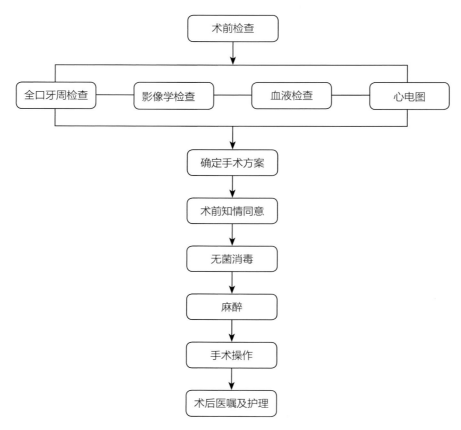

图 3-1　牙周手术基本流程

一、牙周手术术前检查

牙周手术术前应对患者进行常规术前检查（图 3-2）。患者应达到全口菌斑指数≤20%，无明显龈上、龈下牙石。

（一）术前常规牙周检查

1. 菌斑检测　临床上常使用直接观察法和菌斑显示剂染色法检查菌斑情况，用检测到的菌斑牙面占全部牙面的百分比表示（图 3-3）。

2. BOP 检测　使用牙周探针控制在 20~25g 力量探诊后，记录牙龈出血情况（图 3-4）。通常用 BOP 阳性位点占全部受检位点的百分比表示。

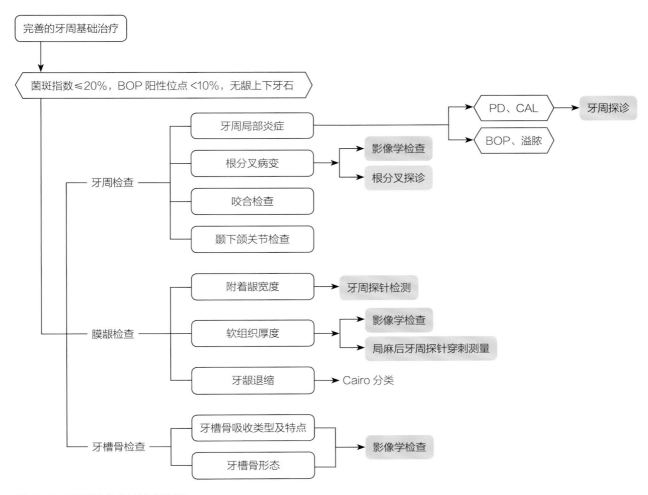

图 3-2　牙周手术术前检查流程
PD：probing depth，探诊深度；BOP：bleeding on probing，探诊出血；CAL：clinical attachment loss，临床附着丧失

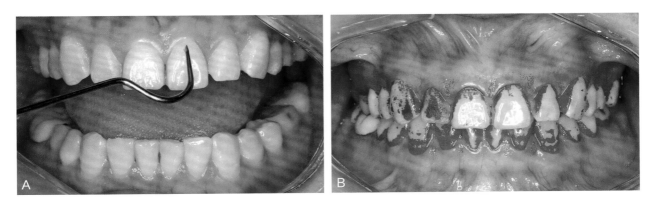

图 3-3　菌斑检测方法
A. 直接观察法　B. 菌斑显示剂法

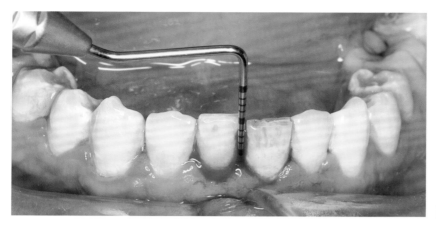

图 3-4　探诊出血阳性

3. 牙石检查　使用普通尖探针或牙石探针检查龈下牙石情况（图 3-5）。

4. 探诊深度及临床附着丧失　使用牙周探针，推荐使用 UNC-15 牙周探针（图 3-6）或电子牙周探针（图 3-7）检查探诊深度（probing depth，PD）及临床附着丧失（clinical attachment loss，CAL）。牙周基础治疗后仍存在 PD≥5mm，探诊后出血或者溢脓是牙周手术的适应证之一。有刻度的牙周探针还可以用于测量牙龈厚度、膜龈手术供区、受区软硬组织的宽度和厚度等。

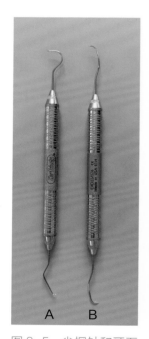

图 3-5　尖探针和牙石探针
A. 尖探针　B. 牙石探针

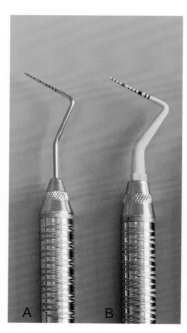

图 3-6　牙周探针
A. Williams 探针　B. UNC-15探针

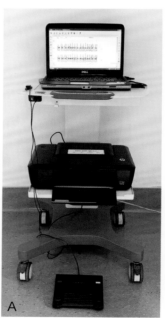

图 3-7　Florida 电子牙周探针及检查表
A. Florida 电子牙周探针　B. 电子牙周探针手柄

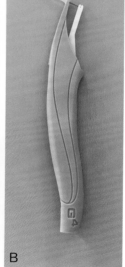

牙周检查表

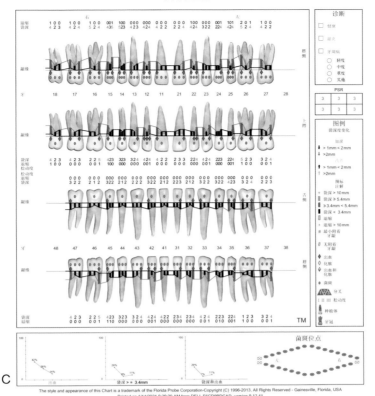

C

风险评估

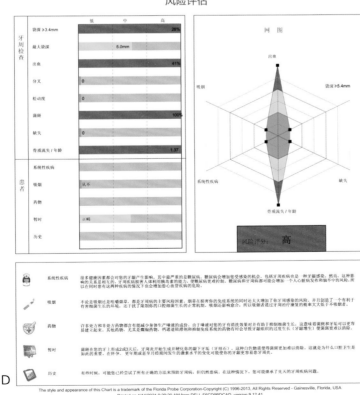

D

图 3-7（续）

C. 牙周检查表　D. 风险评估表

5. **龈沟或牙周袋溢脓**　使用手指从根方向冠方挤压，或用镊子夹持棉球轻压牙龈表面时，可见龈沟或牙周袋内脓液溢出。

6. **根分叉病变**　主要通过探诊和 X 线片来判断，临床上可使用普通尖探针或根分叉探针探查根分叉区病变程度（图 3-8）。根分叉病变的分度详见第九章。

7. **咬合检查**　临床上可以通过视诊、扪诊、咬合纸法、咬蜡片法、研究模型、牙线检查法及𬌗力计等方法进行咬合检查（图 3-9）。检查内容主要包括观察牙有无缺失、倾斜、拥挤、错位或扭转、松动，有无过度的不均匀磨耗、小平面等；牙尖交错𬌗时中线的位置，覆𬌗、覆盖是否正常，𬌗类型，前伸及侧向运动过程中有无早接触或𬌗干扰。

8. **颞下颌关节检查**　通过对面型的视诊，开口度、开口型、关节动度和咀嚼肌的检查来判断颞下颌关节运动和功能是否正常（图 3-10）。

9. **附着龈宽度测量**　附着龈宽度是指从膜龈联合至龈沟/牙周袋底的距离。推荐使用树脂 UNC-15 牙周探针，首先使用牙周探针测量膜龈联合至龈缘的距离，之后减去龈沟或者牙周袋的深度，来获得附着龈宽度（图 3-11）。附着龈宽度过窄乃至缺失将影响相应区域的牙周手术式的选择。

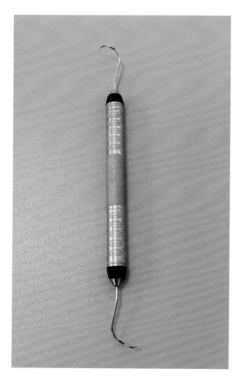

图 3-8　根分叉探针

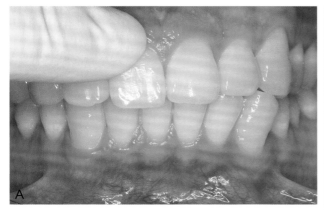

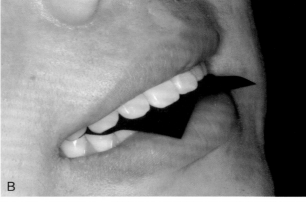

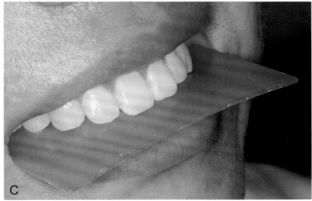

图 3-9 咬合检查方法

A. 扣诊法 B. 咬合纸法 C. 咬蜡片法

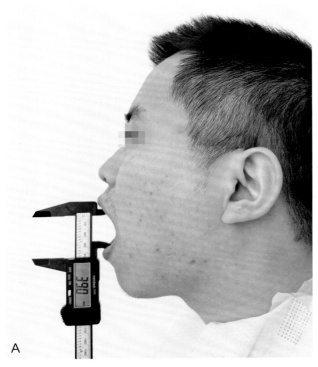

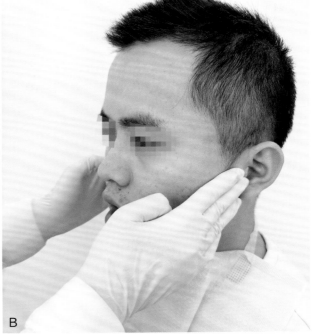

图 3-10 颞下颌关节检查方法

A. 开口度检查 B. 关节动度检查

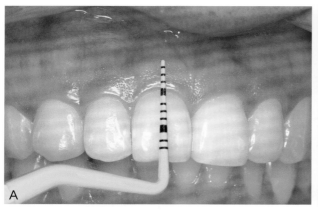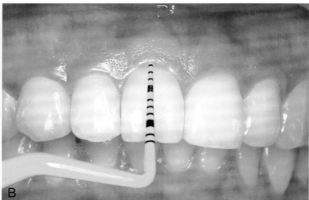

图 3-11　附着龈宽度测量方法

A. 测量膜龈联合至龈缘的距离　　B. 测量探诊深度

（二）术前影像学检查

影像学检查主要包括根尖片、全景片和锥形束 CT 检查。

根尖片和全景片主要用于检查牙槽骨破坏类型、范围。根尖片适用于 GTR 术、GBR 术、翻瓣术等术前检查及术后随访，推荐使用平行投照法（图 3-12）。与根尖片相比，全景片对牙槽骨细微结构的显示稍差（图 3-13）。

锥形束 CT 可多维度测量牙槽骨及软组织的厚度和高度、骨缺损的范围等，是开展牙周骨再生手术、种植手术、PAOO 手术（periodontally accelerated osteogenic orthodontics）、复杂的骨相关手术的必要检查项目（图 3-14）。

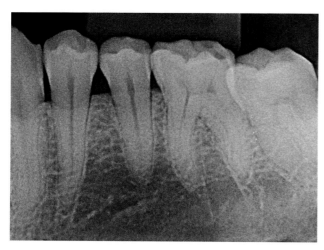

图 3-12　根尖片（平行投照）

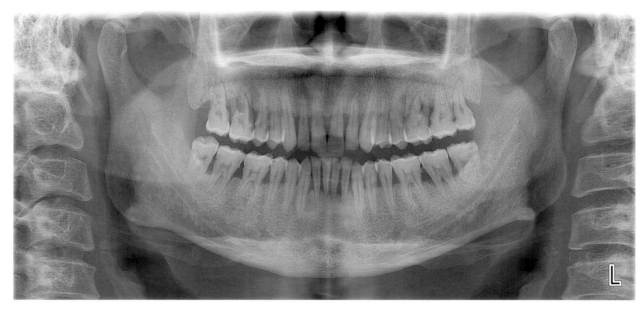

图 3-13　全景片

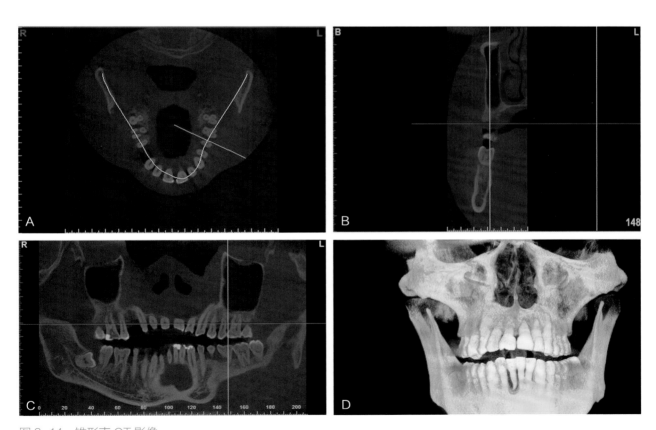

图 3-14　锥形束 CT 影像
A. 横断面　B. 矢状面　C. 冠状面　D. 三维重建

（三）术前全身检查

拟行牙周手术患者的检查主要包括一般体征、血液检查和心电图检查等（图 3-15）。伴有全身病史和上述检查结果异常的患者，必要时应请相应科室医师会诊。

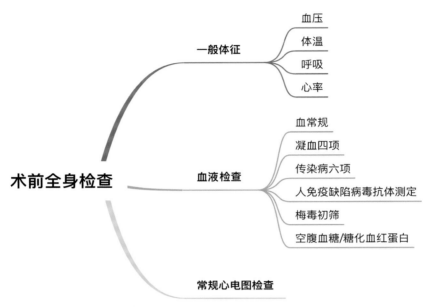

图 3-15　牙周手术术前全身检查

二、牙周手术无菌原则

牙周手术应严格遵循无菌原则（图 3-16）。

1. 手术室设计　门诊手术室的设计应遵照《医院洁净手术部建筑技术规范 GB 50333-2013》。口腔门诊手术室为万级至十万级的层流型洁净装置手术室，需要配备感应控制或脚踏开关洗手装置、无菌器械密封柜和辅助间等。辅助区域应包括洗手间、器械准备室和污物室等，需分区明确，布局合理（图 3-17）。

2. 手术室清洁与消毒　手术器械消毒应遵照《医院感染预防与控制评价规范 WS/T 592-2018》，达到 WS 310.1、WS 310.2 和 WS 310.3 标准。

3. 患者术前无菌准备　术前医师应首先去除患者术区菌斑，嘱其含漱 0.2% 碘伏或 0.12% 氯己定含漱液 1 分钟，然后用 0.2% 碘伏进行口内及口周皮肤消毒，非术区隔离铺巾。对碘过敏者应避免使用碘伏消毒。

4. 术者及助手术前无菌准备　应依序进行洗手消毒，穿无菌手术衣、戴无菌手套，必要时需佩戴防护镜和/或防护面罩。

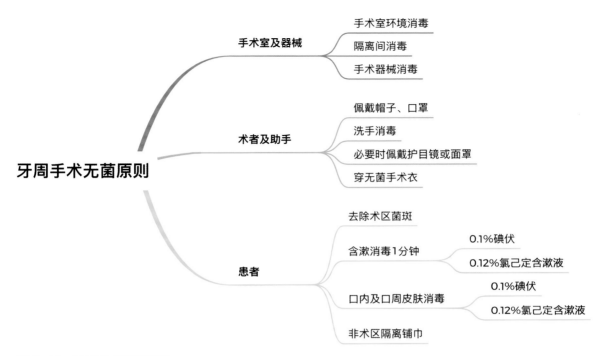

图 3-16　牙周手术无菌原则

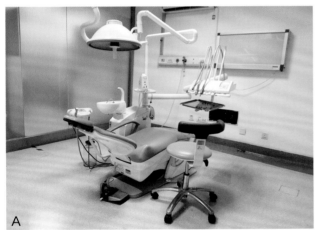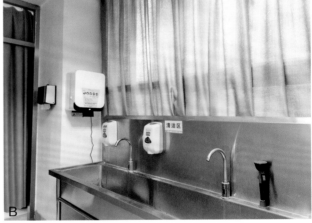

图 3-17　牙周门诊手术室内景
A. 门诊手术间　B. 洗手间

视频 1
牙周手术术前准备及消毒

① 扫描二维码
② 用户登录
③ 激活增值服务
④ 观看视频

三、牙周手术无痛原则

1. 局部麻醉　大多数情况下，局部麻醉能够达到牙周手术无痛操作的目的（图3-18）。特殊情况下，可以采用局部麻醉联合不同类型的镇静技术，以达到安全、无痛和舒适化治疗的目的。根据手术的部位和术式，局部麻醉多选取浸润麻醉、传导阻滞麻醉和牙周膜麻醉方式（图3-19A）。STA麻醉仪可大幅降低注射时的疼痛，推荐在浸润麻醉和牙周膜麻醉中使用（图3-19B）。

2. 其他麻醉　对牙周手术恐惧、高度紧张、不能配合诊治和部分伴全身系统性疾病的患者，可根据美国麻醉医师协会分级（American Society of Anesthesiologists,ASA）进行评估，选择配合使用口服药物、肌内注射药物、静脉镇静技术和笑气吸入（图3-19C）等方式达到镇静镇痛的目的。部分麻醉操作需要麻醉医师的配合。

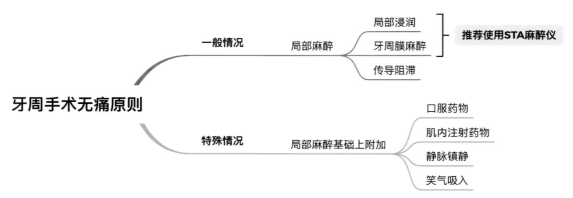

图3-18　牙周手术无痛原则
特殊情况主要包括对牙周手术恐惧、高度紧张、不能配合诊治和部分伴全身系统性疾病的患者

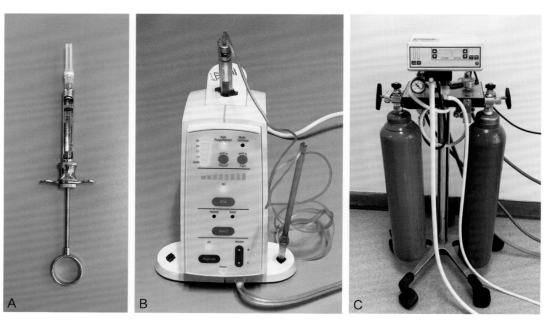

图3-19　牙周手术麻醉器械及设备
A. 口腔麻醉注射器　B. STA麻醉仪　C. 笑气吸入麻醉设备

四、牙周手术清创及减创原则

在牙周手术中坚持清创及减创原则，患者不仅能获得更确切的治疗效果，还能获得更舒适的术后感受（图 3-20）。

牙周手术临床操作应轻巧、准确，其操作要点如下：

1. 建议应用手术显微镜（放大 4~16 倍）或放大镜（放大 2.5~4.0 倍）辅助手术（图 3-21，图 3-22）。尤其是 GTR 术、GBR 术等，建议在手术显微镜适当的放大和充足的照明下精准操作。

2. 建议使用锋利挖匙、龈下刮治器彻底去除根面和术区肉芽组织，使用手术剪或眼科剪去除袋壁肉芽组织（图 3-23）。

3. 应用龈下超声器械、锋利刮治器彻底去除根面菌斑和病变牙骨质，使用 17%EDTA 溶液处理根面 4 分钟，物理及化学处理方法相结合去除根面玷污层（图 3-24）。

4. 在进行手术切口和翻瓣设计时应兼顾减创和充分减张原则。推荐使用 15C# 刀片或显微刀片（图 3-25）。建议开展保存龈乳头的切口设计等。

5. 推荐使用激光综合治疗仪辅助切割软组织。

6. 在进行骨组织相关手术时，应减少骨组织不必要的暴露和损伤，保持骨组织的湿润。

7. PAOO 手术等骨移植手术，应去除牙槽骨表面骨皮质以促进再生。

8. PAOO 手术及微创拔牙可考虑应用超声骨刀，减少骨组织创伤（图 3-26）。

9. 推荐使用显微缝合技术、无损伤缝线（6-0 及以上缝线）和充分的无张力缝合方式（图 3-27）。

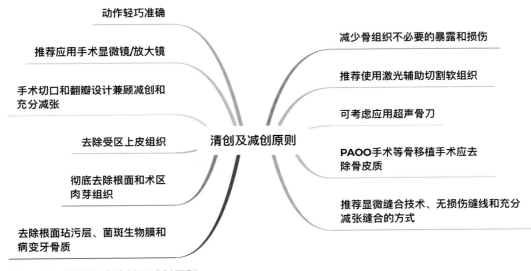

图 3-20　牙周手术清创及减创原则

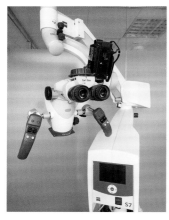

图 3-21 手术显微镜

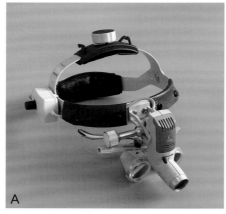

图 3-22 头戴式放大镜

A. 附带照明灯的头戴式放大镜 B. 普通型头戴式放大镜

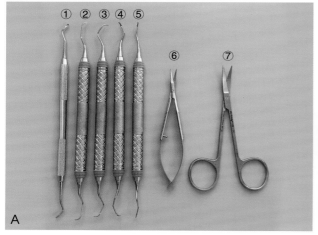

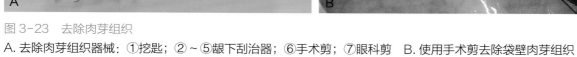

图 3-23 去除肉芽组织

A. 去除肉芽组织器械：①挖匙；②~⑤龈下刮治器；⑥手术剪；⑦眼科剪 B. 使用手术剪去除袋壁肉芽组织

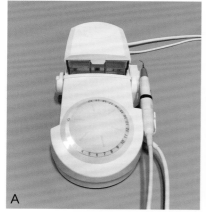

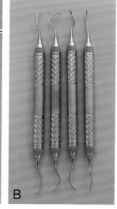

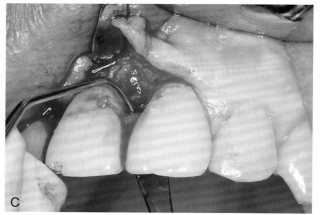

图 3-24 根面处理

A. 龈下超声器械 B. 龈下刮治器 C. 使用龈下刮治器进行根面处理

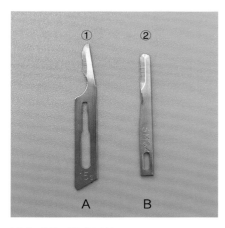

图 3-25　手术刀片
A. 15C# 刀片　B. 显微刀片

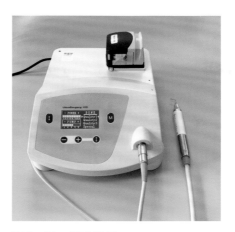

图 3-26　超声骨刀

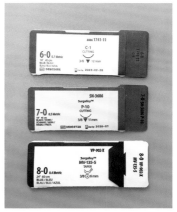

图 3-27　无损伤显微缝线

五、牙周手术精细化护理原则

1. **牙周手术术前**　术前应就手术的目的、步骤、预后、术中可能出现的不适和相应的处理方法、术后菌斑控制方法等与患者进行充分沟通。对于伴全身疾病的患者，应结合内科医师的会诊意见，调整患者的用药及预防性使用必要的药物。

2. **牙周手术术中**　术中应密切观察患者的情绪变化、对疼痛的反应和生命体征（血压、心率、血氧饱和度、呼吸、体温）等指标，必要时应进行心电监护（图 3-28）。医护人员应及时与患者沟通，并采取必要的措施。

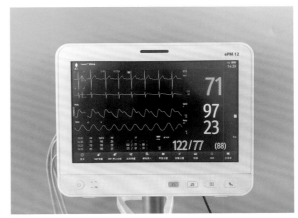

图 3-28　心电监护仪

3. 牙周手术术后 术后护理应遵循防止出血、保持组织瓣稳定、减轻组织水肿、控制菌斑、防止感染、促进组织愈合的基本原则（图 3-29）。

术后嘱患者术区避免刷牙及咀嚼，常规使用 0.12% 氯己定含漱液含漱控制菌斑，直至术区恢复常规口腔卫生护理。

根据术式不同，术后 7~14 天拆线。拆线后，预约患者 2 周、1 个月复诊，根据术式和术区愈合情况对患者菌斑控制方法进行调整和指导。

根据手术操作的范围、复杂程度及患者的全身情况，酌情建议患者服用抗生素、止痛药及消肿药物（图 3-30，表 3-1）；伴全身疾病患者术后用药应结合内科医师会诊意见。特殊的护理原则详见各章节。

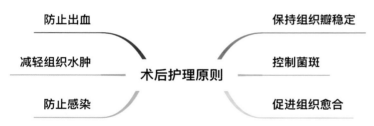

图 3-29　牙周手术术后护理原则

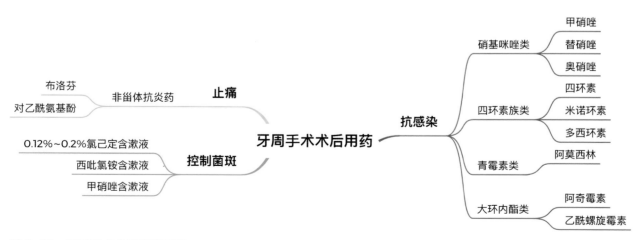

图 3-30　牙周手术术后用药建议

表 3-1　牙周手术术后常用药物的使用方法及剂量

药物名称		用法及剂量
硝基咪唑类	甲硝唑	口服，成人，一次 200~400mg，每日 3 次 口服，成人，一次 1g，每日 1 次，首次加倍
	奥硝唑	口服，成人，一次 1g，每日 1 次，首次加倍
	替硝唑	口服，成人，一次 500mg，每日 2 次

不良发应：可能出现恶心、胃部不适等症状；偶有腹泻、皮疹、瘙痒等；长期应用可能出现一过性白细胞减少、周围性神经病变等；大剂量应用有致畸、致癌倾向；妊娠或哺乳期妇女禁用；儿童慎用；有血液疾病或肾功能不全者慎用；服药期间禁止饮酒

四环素族类	四环素	口服，成人，一次 250~500mg，每日 4 次。
	米诺环素	口服，成人，一次 100mg，每日 2 次，首次加倍，或一次 50mg，每日 4 次
	多西环素	口服，成人，一次 50~100mg，每日 2 次，或首日 100mg，每日 2 次，次日起 100~200mg，每日 1 次

不良反应：可能出现胃肠道反应，肝、肾功能损害，影响骨和牙的生长等。孕妇、哺乳期妇女及 8 岁以下儿童禁用；长期使用可产生耐药菌株，导致二重感染

青霉素类	阿莫西林	口服，成人一次 500mg，每日 3~4 次，每日剂量不超过 4g

不良发应：较少，偶有胃肠、皮疹等反应，青霉素过敏者禁用

大环内酯类	阿奇霉素	口服，成人，一次 500mg，每日 1 次，或一次 250mg，每日 1 次，首次加倍
	乙酰螺旋霉素	口服，成人，一次 200~300mg，每日 4 次，首次加倍

不良反应：该类药物毒性小，副作用少，偶有胃肠道不适反应

非甾体类抗炎药	布洛芬	口服，成人，一次 200mg，若持续疼痛或发热，可间隔 4~6 小时重复用药 1 次，24 小时不超过 4 次

不良反应：耐受性好，副作用小，一般为肠、胃部不适或皮疹、头痛、耳鸣。妊娠期间谨慎使用止痛药

对乙酰氨基酚		口服，成人，一次 500mg，若持续疼痛或发热，可间隔 4~6 小时重复用药 1 次，24 小时不超过 4 次

不良反应：偶见皮疹、荨麻疹、药物热及粒细胞减少。长期大量用药会导致肝肾功能异常

含漱液	0.12%~0.2% 氯己定含漱液	含漱，一次 10~20mL，每日 2 次

不良反应：味苦及长时间使用可使牙及舌背黏膜着色，含漱后有一过性的味觉改变。可有口腔黏膜烧灼感，少数患者口干，停药后均能自行消失

西吡氯铵含漱液		含漱，一次 15mL，每日 2 次

不良反应：过敏症，可能出现皮疹等过敏反应，口腔、喉头偶可出现刺激感等症状

甲硝唑含漱液		含漱，一次 10~20mL，每日 3~4 次

不良反应：偶见味觉改变和口腔黏膜微刺痛，恶心、呕吐等，停药后可消失。可自黏膜吸收，长期大量使用后可能产生与全身用药相同的不良反应

六、要点

1. 牙周手术术前患者应达到全口菌斑指数≤20%，探诊出血阳性位点<10%，无龈上、龈下牙石。

2. 牙周手术术前重点检查牙周局部炎症、根分叉病变、牙龈退缩/增生程度、牙槽骨破坏范围及类型、附着龈宽度及厚度等。

3. 牙周手术治疗应遵循无菌、无痛和减创原则。

（刘静波）

参考文献

1. 林丽婷. 口腔门诊手术室的环境要求与管理. 中华口腔医学研究杂志：电子版，2013，7（2）：145.

2. CAPOROSSI L S, DOS SANTOS C S, CALCIA T B B, et al. Pharmacological management of pain after periodontal surgery：a systematic review with meta-analysis. Clin Oral Investig, 2020, 24（8）：2559-2578.

3. GIORGETTI A P O, MATOS R, CASARIN R C V, et al. Preemptive and postoperative medication protocols for root coverage combined with connective tissue graft. Braz Dent J, 2018, 29（1）：23-29.

4. KIDD E A, WADE A B. Penicillin control of swelling and pain after periodontal osseous surgery. J Clin Periodontol, 1974, 1（1）：52-57.

5. PAPAPANOU P N, SANZ M, BUDUNELI N, et al. Periodontitis：consensus report of workgroup 2 of the 2017 World Workshop on the classification of periodontal and peri-implant diseases and conditions. J Periodontol, 2018, 89（Suppl 1）：S173-S182.

6. SAITO A, BIZENJIMA T, TAKEUCHI T, et al. Treatment of intrabony periodontal defects using rhFGF-2 in combination with deproteinized bovine bone mineral or rhFGF-2 alone：a 6-month randomized controlled trial. J Clin Periodontol, 2019, 46（3）：332-341.

7. SANZ M, NEWMAN M G, ANDERSON L, et al. Clinical enhancement of post-periodontal surgical therapy by a 0.12% chlorhexidine gluconate mouthrinse. J Periodontol, 1989, 60（10）：570-576.

第四章
牙周手术常用器械
及操作方法

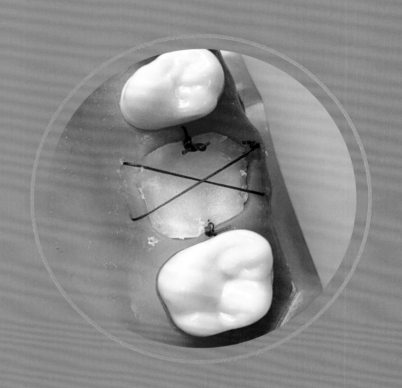

牙周手术器械种类多样，术者应根据手术需要选择合适规格的器械，正确掌握牙周手术器械的操作方法，不仅有助于手术操作顺利进行，达到预期的手术效果，而且还能够延长器械的使用寿命。

一、牙周手术常用器械

牙周手术治疗是牙周序列治疗的重要内容之一，随着口腔医学的快速发展，手术技术在不断改进，手术器械的分类也越来越详细，这些均对牙周手术治疗起到非常重要的作用。牙周手术常用器械根据结构特点可分为多种类型和型号，只有掌握各种手术器械的结构特点和基本性能，才能正确、灵活地使用，达到手术"稳、准、快、细"的基本要求。本章仅介绍牙周手术常用器械，牙周显微手术器械详见第十一章。

视频 2
牙周手术常用器械

① 扫描二维码
② 用户登录
③ 激活增值服务
④ 观看视频

（一）牙周手术常用手术刀及使用方法

1. 组成及作用　手术刀用于切开和锐性剥离组织，分为刀柄和刀片两部分，操作时将刀片安装在刀柄上使用。刀柄根据长短及形状分型，牙周手术常用手术刀柄长度为14cm和16cm，刀柄握持处有花纹，以防滑脱。一把刀柄可以安装多种不同型号的刀片，有些刀柄设计可以360°转向，根据术区和操作者习惯选用。刀片的种类也很多，按其形态可分为圆刀、弯刀及三角刀等，主要根据切开部位和切口角度选用，牙周手术常用的刀片型号为11#、12#、12D#、15#、15C#或自制刀片（图4-1）。

2. 执刀方法

（1）执弓式：拇指在刀柄下，示指和中指在刀柄上，使用时腕部用力（图4-2A）。

（2）执笔式：动作的主要用力在指部，行短距离精细操作，常用于短小切口。牙周手术常采用执笔式（图4-2B）。

（3）抓持式：握持刀比较稳定，切割范围较广，适于需用较大力的切开（图4-2C）。

（4）反挑式：靠在指端用力挑开，多用于脓肿切开，以防损伤深层组织（图4-2D）。

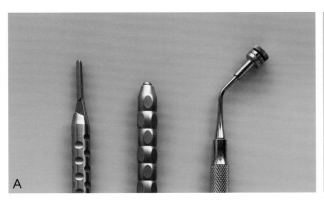

图 4-1　牙周手术常用手术刀
A. 手术刀柄　B. 手术刀片

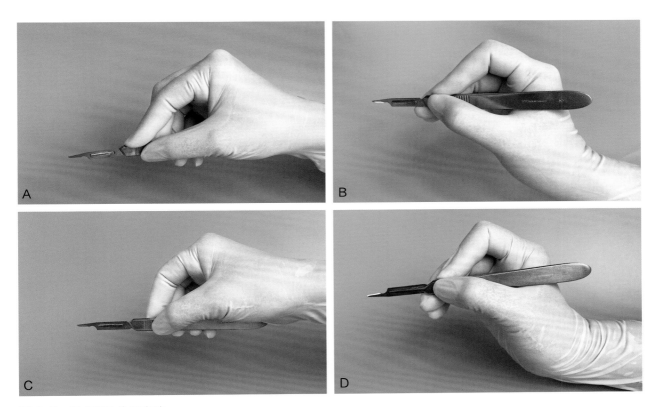

图 4-2　手术刀的执刀方法
A. 执弓式　B. 执笔式　C. 抓持式　D. 反挑式

（二）牙周手术常用手术镊

手术镊主要用于夹持和提起组织，以利于解剖、缝合、夹持缝针及敷料等。手术镊有不同长度和有无齿镊之分，牙周手术常用手术镊长度分别为 12.5cm、17cm 和 17.5cm。

1. 有齿镊 有齿镊又称为组织镊，镊的尖端有锯齿，齿又分粗齿与细齿。粗齿镊用于夹持粗硬的组织，损伤性较大。细齿镊主要用于精细手术，因尖端有齿夹持牢固，但对组织有一定损伤（图 4-3A）。

2. 无齿镊 无齿镊又称为平镊或敷料镊，其尖端无钩齿，用于夹持脆弱的组织和敷料。浅部操作时用短镊，深部操作时用长镊，尖头平镊对组织损伤较轻（图 4-3B）。

3. 缝合镊 镊子前端带有圆形的缺口以便于缝针穿入（图 4-3C）。

4. 记号镊 记号镊用于测量牙周袋深度，且可在牙龈表面标记袋底位置（图 4-3D）。

（三）牙周手术常用手术剪

手术剪根据形态结构分为尖、钝，直、弯，长、短各型。根据用途分为组织剪、线剪及拆线剪。组织剪用于组织间隙分离和剪断组织，尖端较薄，通常直剪用于浅部手术操作，弯剪用于深部手术操作，部分剪刀刀柄设计成 S 形，便于器械进入手术部位。线剪多为直剪，头钝，刃较厚，主要用于剪断缝线、敷料和引流物等。拆线剪一叶前端带缺口，另一叶为直剪，用于拆除缝线。牙周手术常用手术剪长度为 10cm、11.5cm 和 13cm（图 4-4）。

正确持剪刀法为拇指和无名指分别插入剪刀柄的两环，中指放在无名指的剪刀柄上，示指压在轴节处起稳定和导向作用（图 4-5）。

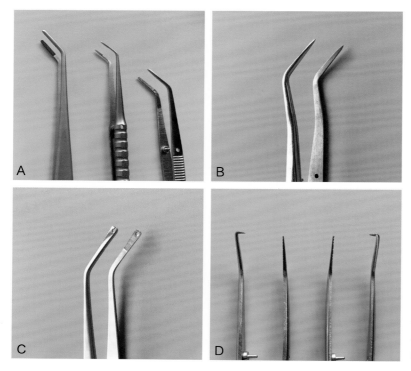

图 4-3 牙周手术常用手术镊
A. 有齿镊 B. 无齿镊
C. 缝合镊 D. 记号镊

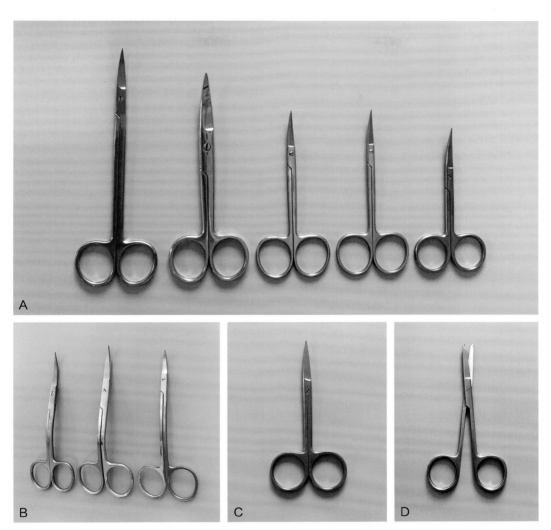

图 4-4　牙周手术常用手术剪

A. 组织剪（弯）　B. 组织剪（S 形）　C. 组织剪（直）　D. 拆线剪

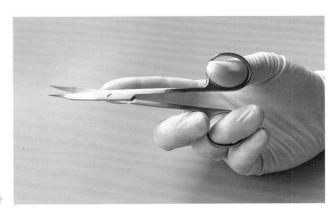

图 4-5　手持手术剪姿势

（四）牙周手术常用骨膜分离器

骨膜分离器在口腔手术中，主要用于将附着于骨面上的骨膜及软组织自骨面上剥离和牙龈翻瓣后的牵拉。骨膜分离器由头和柄两部分组成，头的顶部为弧形或尖形的片状板，有多种不同规格和形状，其刃的锐利程度也不同。根据操作者的习惯、翻瓣的大小及手术位置选用合适的器械。牙周手术常用骨膜分离器长度为 18cm 和 19cm（图 4-6）。

（五）牙周手术常用血管钳

血管钳亦称止血钳，主要用于钳夹出血点和血管，分离组织，也可用于牵引缝线，拔出缝针，去除肉芽组织或替代镊子使用，但不宜夹持皮肤及较脆弱的组织。止血钳有大、小，有齿、无齿，直形、弯形之分，根据手术操作和部位的需要进行选用，牙周手术常用血管钳主要有 10cm、12cm、14cm、16cm 和 19cm（图 4-7）。

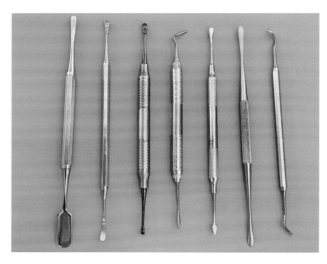

图 4-6　牙周手术常用
骨膜分离器

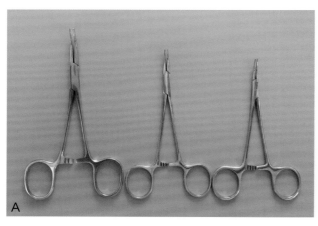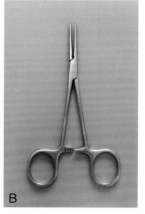

图 4-7　牙周手术常用血管钳
A. 弯血管钳　B. 直血管钳

（六）牙周手术常用持针钳

持针钳也称持针器，用于夹持缝针缝合组织和器械打结。牙周手术常用持针器长度为 13cm、14cm、15cm 和 18cm（图 4-8）。

使用时持针钳的前部夹住缝针的中、后 1/3 交界处。在术中可以根据术区空间、患者开口度以及进针方向选择或变换不同的握持方法。牙周手术常用握持持针钳的方法如下：

1. **掌握法**　即用手掌握拿持针钳。钳环紧贴大鱼际肌上，拇指、中指、无名指和小指分别压在钳柄上，后三指并拢起固定作用，示指压在持针钳前部近轴节处。此法缝合稳定，容易改变缝合针的方向，操作方便（图 4-9A）。

2. **指套法**　用拇指、无名指套入钳环内，以手指活动力量来控制持针钳的开闭，并控制其张开与合拢时的动作范围（图 4-9B）。

3. **掌指法**　拇指套入钳环内，示指压在钳的前半部做支撑引导，其余三指压钳环固定于掌中，拇指可以上下开闭活动，控制持针钳的张开与合拢（图 4-9C）。

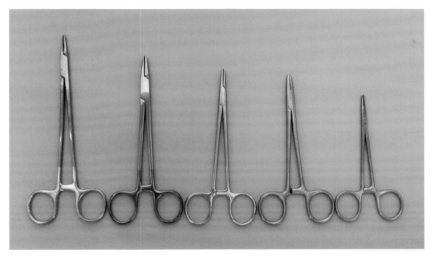

图 4-8　牙周手术常用持针钳

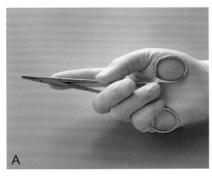
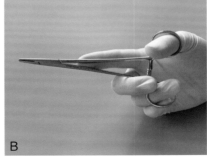
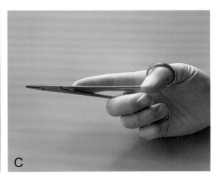

图 4-9　持针钳的握持方法
A. 掌握法　B. 指套法　C. 掌指法

（七）牙周手术常用龈切刀

龈切刀主要用于牙龈切除术中切割牙龈及牙间软组织。牙周手术常用龈切刀有斧形刀和柳叶刀，斧形刀一般用于颊舌侧牙龈的切除，柳叶刀用于牙间乳头的切除（图 4-10）。

（八）常用的牙周骨手术器械（图 4-11）

骨凿和骨锉用于牙周手术中凿除骨质或骨连接，去除残留根面的纤维组织，修整骨的形态等，器械的前端有不同的形状和大小，根据术者需要进行选用，常用的牙周骨凿和骨锉长度为 19cm。咬骨钳用于切割和咬取小块的骨块和骨片；磨骨器主要用于研磨骨块。

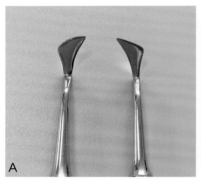
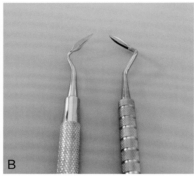

图 4-10　牙周手术常用龈切刀
A. 斧形刀　B. 柳叶刀

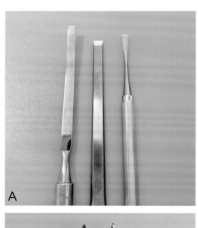
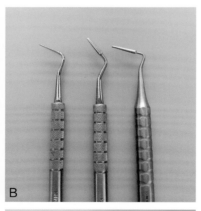
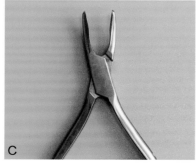
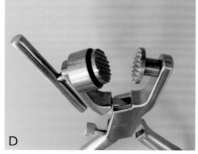

图 4-11　常用的牙周骨手术器械
A. 骨凿　B. 骨锉　C. 咬骨钳
D. 磨骨器

（九）牙周手术常用拉钩

拉钩在口腔手术中可对颊、舌及组织瓣进行牵拉，暴露手术视野，方便握持，同时对软组织进行覆盖，防止软组织被口腔治疗器械损伤，保证手术顺利完成（图 4-12）。

（十）吸引器

吸引器用于吸引手术中的血液、渗出物和冲洗液等，使手术视野清楚，便于术者操作，减少污染机会。根据手术区域大小选择合适的吸引器（图 4-13）。

（十一）牙周手术常用刮匙

刮匙是手术时除去牙碎片、残渣或刮除肉芽组织、囊肿的常用手术器械，以达到清创，减少出血和术后感染的目的。刮匙前端的刮刃是其工作部分，刮刃有不同大小和有齿无齿之分，术者可根据需清理物质的不同选取合适的型号，带齿外科刮匙对刮除肉芽组织非常有效。牙周手术常用刮匙长度为19cm（图 4-14）。

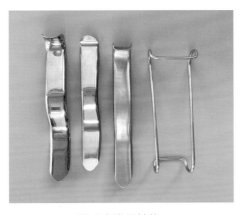

图 4-12　牙周手术常用拉钩

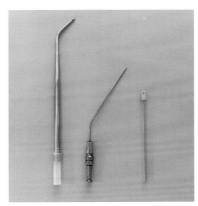

图 4-13　吸引器

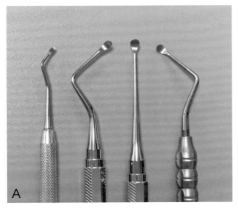

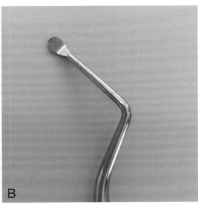

图 4-14　牙周手术常用刮匙
A. 刮匙　B. 带齿外科刮匙

（十二）美学标尺

在 T 形尺的水平杆上用蓝、红、黑标记不同的数值，垂直杆上也用同样的颜色标记相应的数值。水平杆用来测量牙冠宽度，垂直杆对应的颜色用来标记理想牙冠的高度。美学标尺相同颜色所标记刻度的比值为理想牙冠的长宽比（图 4-15）。

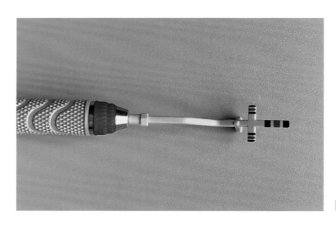

图 4-15　美学标尺

（十三）牙周手术常用缝合针线

1. 缝线　缝线在手术中主要是缝合各类组织，促进伤口愈合，也可结扎缝合血管，起止血作用。理想的缝线应具备优良的抗张强度，打结牢固，易于操作，引起的炎症反应小，抗感染等。选用缝线最基本的原则是尽量使用细而拉力大、对组织反应小的缝线。牙周手术常用缝合针线见表 4-1。

表 4-1　不同类型缝线的材料组成及临床应用

分类		材料组成及临床应用
可吸收类	羊肠线	有普通肠线和经过铬盐处理的肠线,铬盐处理可以使肠线抵抗酶的作用,延长吸收时间,适用于无法拆线的部位。缺点:组织反应性高,与丝线相比操作性差,易附着血液,一旦干燥,可能会裂开
	合成材料线	有 polyglycolic、polyglecaprone 及 polyglyconate 等不同的缝线
不可吸收类	丝线	有韧性,操作简单,易打结,伸展性好,价格便宜。缺点:组织反应性高,菌斑易附着
	聚四氟乙烯（Gore-Tex）	常用于牙周手术缝合。优点:操作性好,组织通透性好,不易附着菌斑,几乎无组织反应性,光滑度高,可进行张力调整。缺点:价格高
	尼龙	优点:组织反应性非常低,菌斑附着少,抗张力,组织通透性好。缺点:操作性略差,打结较困难,价格略高
	丙烯聚合树脂	优点:组织贯通性好,可进行细致缝合,菌斑附着少,组织亲和性高。缺点:细线易断,缝线断端处可能会刺激口腔黏膜等

分类		材料组成及临床应用
粗细	8-0、7-0、6-0、5-0、4-0、3-0、2-0、0、1、2、3、4、5	号数越大表示缝线越粗,零数越多表示缝线越细。在牙周手术中对龈瓣的缝合一般使用4-0或5-0缝线,如采用牙周显微缝合常用6-0、7-0或8-0缝线
材料构型	单纤维缝线	表面光滑,易于穿透组织,不易附着菌斑,对组织损伤小
	编织线	具有一定强度、柔韧性和弹性,容易夹持,线结较牢靠,但易于菌斑附着与定植,表面较粗糙,穿过组织阻力大,易撕裂脆弱组织

2. 缝合针 针尾处可通过针眼或直接与缝线相连,针眼分为闭合性和开放性两种。一般层次越深,需选用弧度越大的缝针。牙周手术中根据组织情况和手术术式采用不同的缝合针(图4-16,表4-2)。

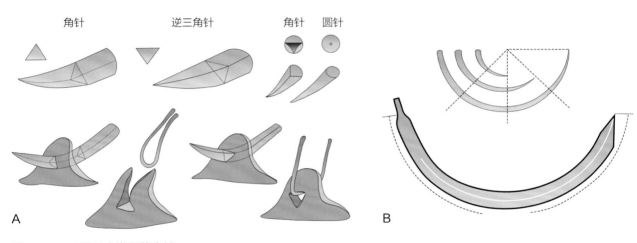

图4-16 牙周手术常用缝合针
A. 针体形状 B. 弯曲程度

表4-2 不同针体形状和弯曲程度牙周缝合针的临床应用

针种类		临床应用
针体形状	圆针	通常用于黏膜缝合,牙周手术中最常用。用于膜龈手术中缝合半厚瓣,可减小对较薄的龈瓣组织的损伤
	角针	通常用于坚韧组织的缝合。用于缝合全厚瓣时,勿强力牵引缝线,防止组织损伤
	逆三角针	通常用于坚韧组织的缝合。口腔内使用的缝合针以逆三角针居多
弯曲程度	1/4弯	用于显微外科手术
	3/8弯	牙周手术中最常用。用于将移植瓣(物)或切开的组织对合固定,封闭创口,促进组织愈合
	1/2弯	用于缝合凹陷的黏膜部位

二、牙周基础手术技术——翻瓣术

（一）翻瓣术的切口设计

翻瓣术是用手术方法切除部分牙周袋及袋内壁，翻起牙龈的黏骨膜瓣，在直视下彻底清除龈下牙石和肉芽组织，必要时可修整牙槽骨，然后将牙龈瓣复位、缝合，达到消除牙周袋或使牙周袋变浅的目的。翻瓣术是应用最广泛的牙周手术方法，也是骨成形术、植骨术、引导组织再生术等手术的基础步骤。现以改良 Widman 翻瓣术为例，介绍翻瓣术的切口设计。

视频 3
翻瓣术

① 扫描二维码
② 用户登录
③ 激活增值服务
④ 观看视频

翻瓣术的切口应根据手术的目的、需要暴露牙面及骨面的程度、瓣复位的位置等因素来进行考量，同时还要保证瓣的良好血供。

1. 水平切口 水平切口是指沿龈缘附近所做的近远中方向的切口，一般应包括术区患牙并向近中和远中各延伸 1~2 颗健康牙。水平切口包括以下 3 个步骤：

（1）第一切口为内斜切口：在距龈缘 0.5~2.0mm 处进刀，刀片与牙面成 10° 角，向根方切入，直达牙槽嵴顶。手术中应沿牙外形随时改变刀片的方向，形成扇贝形的牙龈外形（图 4-17A）。

（2）第二切口为沟内切口：将刀片沿牙周袋袋底切入，直达牙槽嵴顶，围绕术区牙做切口（图 4-17B）。

（3）第三切口也称牙间切口或牙间水平切口：于第一切口切开的龈瓣翻开后将刀片与牙面垂直，在骨嵴顶的冠方，水平切断袋壁组织与骨嵴顶及牙面的连接（图 4-17C）。

2. 纵行切口 为了减小组织张力，减少暴露的术区，在水平切口的近中端或近、远中两端可做纵行切口，也称垂直切口。在近、远中侧均做纵行切口时，应使龈瓣的基底部略大于龈缘处，保证龈瓣的血液供应。此外，纵行切口的位置应在术区健康牙龈组织的颊面轴角处，以利于组织愈合（图 4-18）。

3. 保留龈乳头切口 龈乳头的近远中径较宽时，可行保留龈乳头的切口设计，将术区每颗患牙做环行沟内切口，在腭侧距龈乳头顶至少 5mm 处做弧形切口，贯通其两侧邻牙的轴角，再用尖柳叶刀从弧形切口处伸入并指向唇面，切透该龈乳头基底部的 1/2~2/3，将龈乳头从腭侧分离，翻瓣时通过牙间隙将龈乳头翻到唇（颊）侧，并随唇（颊）侧龈瓣一起被翻起。这种切口对邻面植骨处覆盖较严密，可避免植入物的脱落或感染，并可减少术后龈乳头的退缩，利于美观（图 4-19）。

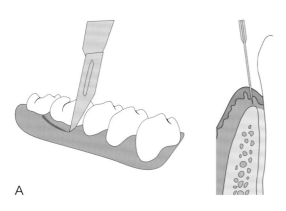
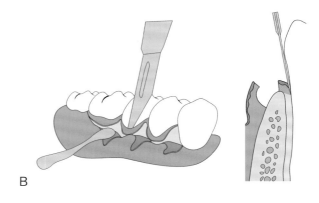

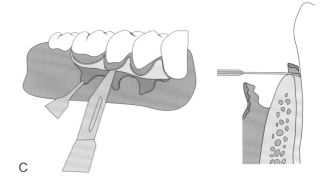

图 4-17 水平切口
A. 内斜切口　B. 沟内切口　C. 牙间水平切口

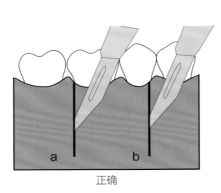
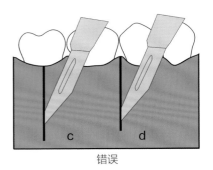

正确　　　　　　　　错误

图 4-18　纵行切口的位置
a 和 b. 切口位于牙面轴角处；c. 切口位于牙面正中；d. 切口位于龈乳头正中

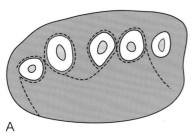
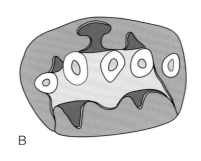
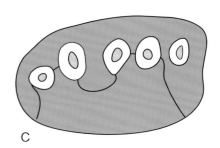

图 4-19　保留龈乳头切口
A. 切口　B. 翻瓣　C. 复位

（二）瓣的种类

龈瓣的种类包括全厚瓣和半厚瓣两种。大多数情况下，翻起的软组织瓣为黏骨膜瓣，也称为全厚瓣。一些膜龈手术为了保护牙槽嵴避免因暴露被吸收，可做半厚瓣（图 4-20，表 4-3）。

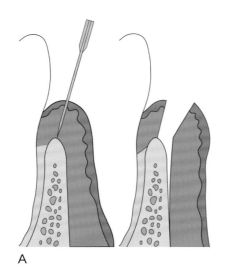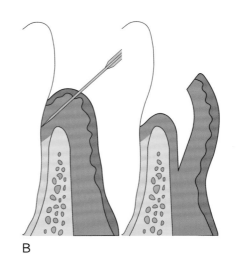

图 4-20　全厚瓣和半厚瓣
A. 全厚瓣　B. 半厚瓣

表 4-3　全厚瓣和半厚瓣的区别

区别	龈瓣的种类	
	全厚瓣	**半厚瓣**
组织	也称黏膜骨膜瓣，包括牙龈组织全层及下方的骨膜，使术区的根面和骨面都暴露	包括表面的牙龈上皮及下方的一部分结缔组织，而深部的结缔组织连同其下方的骨膜仍覆盖于牙槽骨上
分离方式	用骨膜分离器进行钝性分离	做切口后用锐利的 11# 或 15# 刀片将附着于下方的结缔组织分离
愈合方式	长结合上皮愈合(常见)，牙周组织新附着	结缔组织愈合
组织瓣血供	充足	相对较少
适应证	大多数翻瓣术	膜龈手术，适用于牙龈较厚处
技术难度	相对容易	困难
骨吸收	多	少
术后肿胀	轻	重

三、牙周缝合技术

牙周缝合是将已经切开或移植瓣（物）进行对合或固定，是保证牙周手术良好愈合的基本条件，也是重要的基本操作技术之一。牙周缝合与打结常采用持针钳完成。

（一）牙周缝合的基本原则

1. 要保证缝合创面良好对合，缝合边距为2~3mm、针距为3~5mm，缝合的创缘距及针间距应均匀一致。

2. 注意缝合处的张力，结扎缝线的松紧度应以切口边缘紧密相接为准。伤口有张力时应进行减张缝合，如果缺损过大，可考虑行转移瓣修复。

3. 缝合次序为先游离侧，后固定侧。

4. 缝线和缝合针的选择要适宜。

（二）常用的牙周缝合方法

1. 间断缝合　操作简单，每缝一针单独打结，又分为环形间断缝合和8字间断缝合两种。适用于牙龈软组织两侧张力相等，高度一致的手术区。此法的优点是操作简单，易于掌握，一针拆开后，不影响整个切口。但牙周手术张力大时创口容易撕裂（图4-21）。

2. 十字缝合　适用于牙周位点保存手术。优点是操作简单，固定稳定；缺点是伤口顶部没有完全闭合（图4-22）。

3. 褥式缝合

（1）垂直褥式缝合：包括垂直内翻褥式缝合和垂直外翻褥式缝合两种。垂直内翻褥式缝合适用于龈乳头复位，主要优点是使软组织瓣定位和创口密合。垂直外翻褥式缝合适用于牙周再生术和种植手术等，结缔组织接触密切（图4-23）。

（2）水平褥式缝合：包括水平内翻褥式缝合和水平外翻褥式缝合两种。水平内翻褥式缝合能使软组织瓣压紧；水平外翻褥式缝合适用于牙周引导组织再生手术、种植手术和骨再生诱导手术等，优点是使组织瓣外向凸起（图4-24）。

视频4
常用的牙周缝合方法

① 扫描二维码
② 用户登录
③ 激活增值服务
④ 观看视频

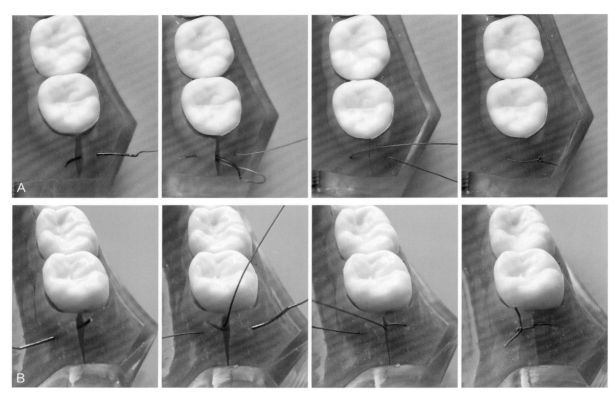

图 4-21 间断缝合

A. 环形间断缝合 B. 8 字间断缝合

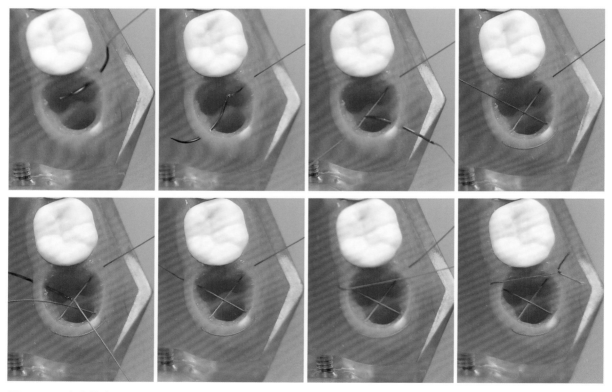

图 4-22 十字缝合

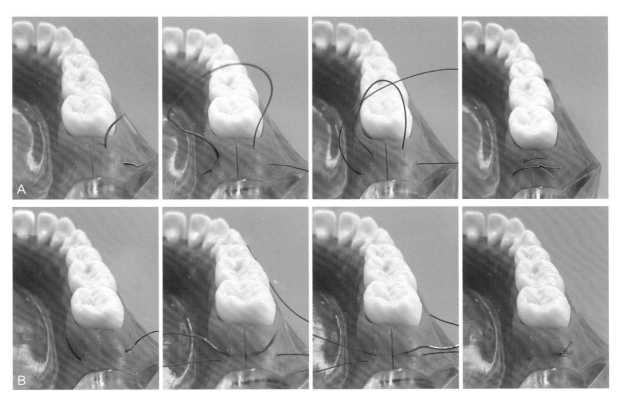

图 4-23　垂直褥式缝合

A. 垂直内翻褥式缝合　B. 垂直外翻褥式缝合

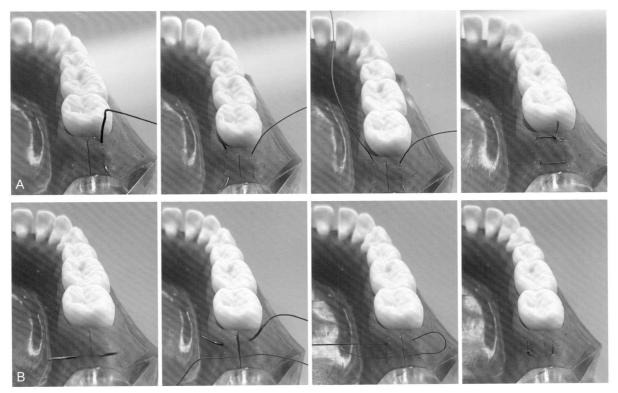

图 4-24　水平褥式缝合

A. 水平内翻褥式缝合　B. 水平外翻褥式缝合

（3）交叉褥式缝合：用于牙周位点保存手术或者牙槽黏膜瓣幅度宽、组织瓣需要与骨面紧密贴合时使用。位点保存手术时，可先将膜的近中和远中通过间断缝合固定，再在膜上进行交叉褥式缝合（图4-25）。

（4）改良褥式缝合：改良褥式缝合的操作方法与常规褥式缝合一样，关键是在缝合打结前，先将缝线从对面的线下绕过来，然后再拉紧，并打结。这种缝合方法伤口边缘很容易对合，打结时张力减小，组织对合更为紧密（图4-26）。

4. 连续缝合　适用于较大创口。优点是操作快捷，结少，菌斑堆积少；缺点是缝线松脱后容易导致伤口开放（图4-27）。

5. 悬吊缝合　悬吊缝合是将黏膜悬吊在牙上加以固定的一种缝合方法。悬吊缝合适用于牙龈组织两侧高度不同或一侧进行手术，而另一侧未做手术，以致两侧张力不等的术区。

（1）单侧双乳头悬吊缝合法：利用一颗牙悬吊固定翻瓣一侧相邻的两个龈乳头的缝合法。适用于膜龈手术，优势为龈缘冠向位移，龈瓣压紧；弊端为易导致菌斑堆积，缝线松脱可能导致伤口开放（图4-28）。

（2）双侧连续悬吊缝合法：利用牙将多个龈乳头悬吊固定在适宜的位置上。适用于龈乳头复位，优点是龈瓣压紧稳定，结少；缺点是拆线较痛，易导致菌斑堆积，花费时间长（图4-29）。

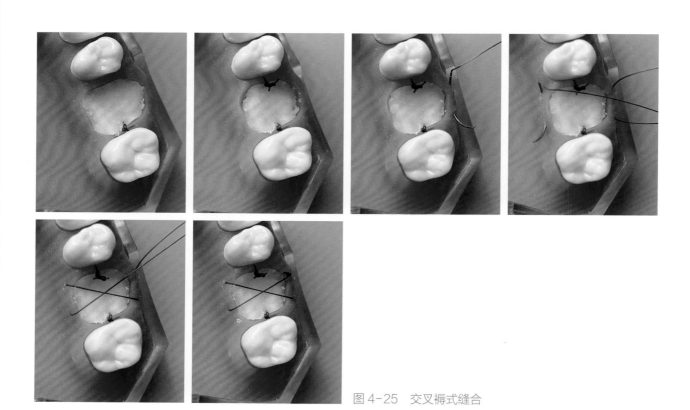

图4-25　交叉褥式缝合

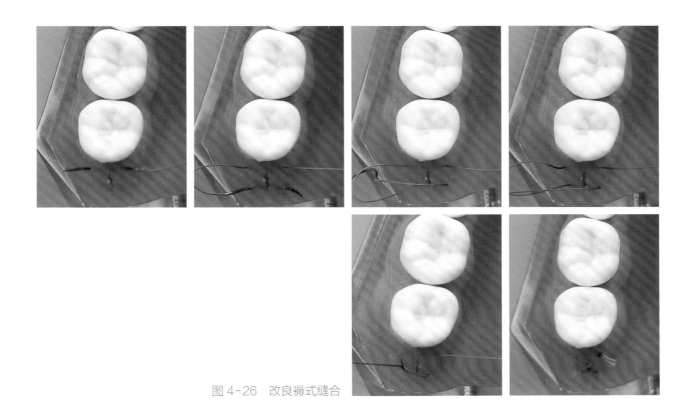

图 4-26　改良褥式缝合

图 4-27　连续缝合

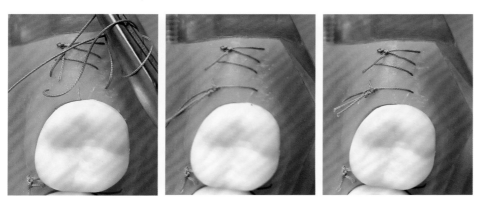

图 4-27（续）

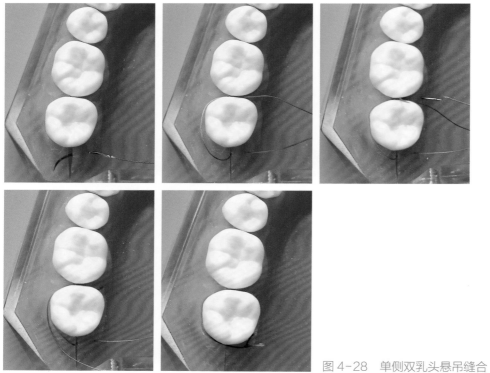

图 4-28　单侧双乳头悬吊缝合

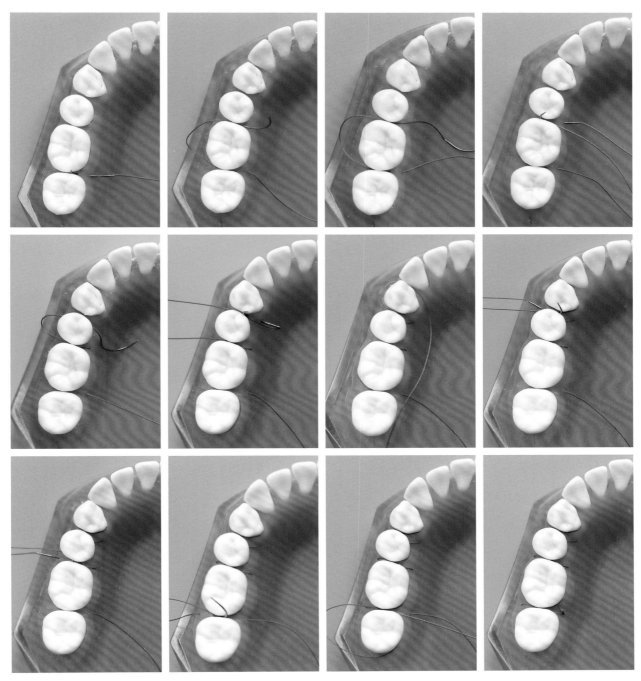

图 4-29　双侧连续悬吊缝合

四、要点

1. 根据不同的手术术式及手术需要，选择合适的手术器械和型号。

2. 在手术过程中，掌握正确的器械使用方法，以达到预期的手术效果，减小损伤，促进组织愈合。

3. 缝合时应选择合适的缝合针线和缝合方法，是手术中的重要步骤之一。

（潘春玲）

参考文献

1. 孟焕新.牙周病学.5版.北京：人民卫生出版社，2020.

2. 孟焕新.临床牙周病学.2版.北京：北京大学医学出版社，2014.

3. SHIRLEY M T.手术室器械图谱.9版.任辉，王莉，译.北京：科技出版社，2018.

4. 陈宁.常用手术器械图谱.2版.北京：科学出版社，2018.

第五章
牙龈切除术

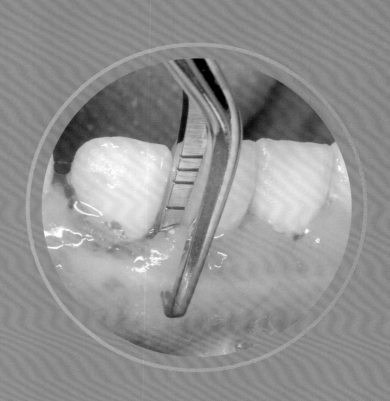

牙龈切除术（gingivectomy）是治疗牙龈增生性疾病的行之有效的治疗手段。牙龈增生是指牙龈组织细胞异常增生造成牙龈体积过大及牙周袋加深的疾病，临床常见于菌斑性龈炎、青春期龈炎、妊娠瘤及药物性牙龈肥大，以牙龈增生及牙龈炎症肿胀为典型临床表现。

视频 5
牙龈切除术

① 扫描二维码
② 用户登录
③ 激活增值服务
④ 观看视频

一、目的

用手术方法切除增生肥大的牙龈组织或后牙某些部位的中等深度牙周袋，重建牙龈正常的生理外形及正常的龈沟；修整牙龈形态，重建牙龈正常的生理外形。

二、适应证

1. 牙龈纤维性增生、药物性牙龈肥大等牙龈增生性病损，经牙周基础治疗后牙龈仍肥大、增生、形态不佳或存在假性牙周袋（图 5-1A、B）。

2. 后牙区中等深度的骨上袋，袋底不超过膜龈联合，附着龈宽度足够者。临床上主要应用于有根分叉病变的磨牙，既可消除牙周袋，又可暴露根分叉区，有利于该区域的菌斑控制。

3. 牙龈瘤和妨碍进食的妊娠瘤，在全身状况允许的情况下可以手术（图 5-1C）。

视频 6
牙龈瘤切除术

① 扫描二维码
② 用户登录
③ 激活增值服务
④ 观看视频

4. 冠周龈组织覆盖在阻生牙牙面上，而该阻生牙的位置基本正常，切除多余的龈组织后有利于牙的萌出（图 5-1D）。

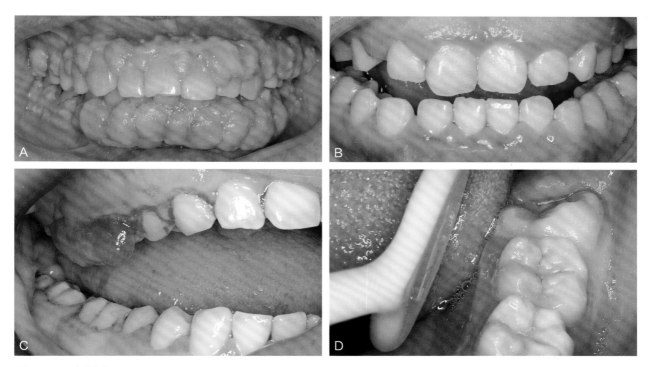

图 5-1　牙龈增生

A. 药物性牙龈肥大　B. 青春期龈炎伴牙龈增生　C. 妊娠瘤　D. 智齿远中龈瓣

三、禁忌证

1. 未进行牙周基础治疗，牙周炎症未消除者。

2. 深牙周袋，袋底超过膜龈联合者。

3. 牙槽骨缺损及牙槽骨形态不佳，需行骨手术者。

4. 前牙的牙周袋，牙龈切除后会导致牙根暴露，影响美观者。

四、手术步骤及手术器械

1. **术前交待**　术前向患者做好解释工作，使患者了解手术的目的及术中、术后可能出现的情况，取得患者的知情同意，并签署知情同意书。

2. **麻醉**　使用传导阻滞麻醉和/或局部浸润麻醉。一般多用含肾上腺素的阿替卡因，可达到减少术中出血的效果。尽量在术区根方的部位进行麻醉注射，避免直接注入手术切除部位，否则影响手术切除的准确性。

3. 消毒　患者在术前用 0.12% 氯己定含漱液含漱；口腔周围皮肤用乙醇消毒，铺消毒巾；术者穿无菌手术衣，戴无菌手套。

4. 手术切口位置的标定　先用牙周探针探查牙周袋情况，标记袋底位置，据此确定切口的位置。标定手术切口的位置是手术成功的关键，袋底位置的标定可用记号镊法和探针法。

（1）记号镊法：将记号镊的直喙插入袋内直达袋底，弯喙对准牙龈表面，夹紧镊子，使两喙并拢，弯喙刺破牙龈形成一个出血点作为标记点，该出血点与牙周袋底位置一致（图5-2）。

（2）探针法：用牙周探针探查袋的深度，在牙龈表面相对袋底位置处用尖探针刺入牙龈，形成出血点，作为标记点（图5-3）。

在术区每颗牙唇（舌）侧牙龈的近中、中央、远中分别做出标记点，各点连线即为袋底位置。

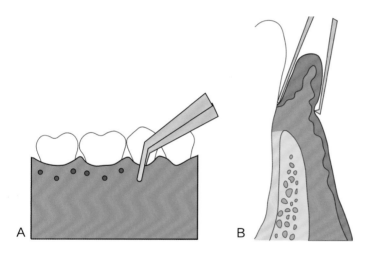

图 5-2　记号镊法
A. 用记号镊标记牙周袋底　B. 记号镊直喙插入牙周袋底，弯喙刺破牙龈上皮

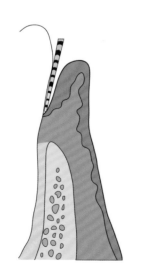 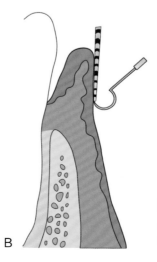

图 5-3　探针法
A. 用牙周探针测量牙周袋深度　B. 取出牙周探针，在相同的深度标记牙周袋底位置

5. **切口** 切口位置应位于袋底位置的根方 1~2mm，使用斧形刀或 15# 圆刀片（图 5-4），将刀刃斜向冠方，与牙长轴成 45° 角切入牙龈，直达袋底下方的根面（图 5-5B）。切入位置和角度根据牙龈的厚薄做适当调整，当牙龈较厚时，如药物性牙龈肥大、牙龈纤维瘤病，可增加切入位置距标记点的距离，并减小约 5°~10° 切入角度（图 5-5A）。一般做连续切口，使龈缘呈扇贝状外观。

使用柳叶刀或 11# 尖刀（图 5-7E），在邻面牙间处，沿切口与斧形刀相同的角度切入，将龈乳头切断，从而完整切除增生的牙龈（图 5-7F）。

对于增生牙龈组织坚韧或操作不方便的位点，可以直接用高频电刀进行切除，主机调节至切割功能，选择带角度的工作尖（图 5-6B③），电刀工作尖保持在标记的牙周袋底冠方操作，避免造成正常牙龈组织和牙槽骨的损伤。

6. **清创** 用龈下刮治器刮除切下的边缘龈组织和邻面牙间龈组织，然后彻底刮净牙面残留的牙石、病理肉芽组织及病变的牙骨质（图 5-7G）。

7. **修整牙龈** 用小弯剪刀或高频电刀，修整创缘及不平整的牙龈表面，使牙龈形态与牙面呈 45° 角，并形成逐渐向边缘变薄、扇贝状的正常生理外形。

使用高频电刀修整牙龈外形时，通常选择环形工作尖（图 5-6B④），将主机调节至切割功能，工作尖在修整牙龈时保持缓慢移动，避免在同一位置停留，造成牙龈深部损伤，影响术后牙龈外形（图 5-7H）。

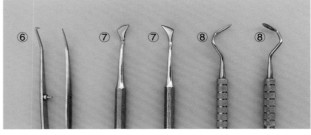

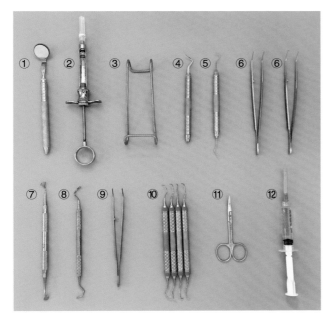

图 5-4　牙龈切除术手术器械
①口镜；②口腔麻醉注射器；③拉钩；④牙周探针；⑤尖探针；⑥记号镊；⑦斧形刀；⑧柳叶刀；⑨口腔科镊；⑩龈下刮治器；⑪眼科剪；⑫5mL 注射器

8. 清洗创面、止血及使用牙周塞治剂　用生理盐水冲洗创面，纱布压迫止血，检查创面，外敷牙周塞治剂（图 5-7I、J）。

对于药物性牙龈肥大，术中出血较多的患者，使用高频电刀止血能取得更好的效果，并且减少术后出血的风险。通常选择球形工作尖（图 5-6B⑤），主机调节至止血功能，工作尖在出血位点上点触 3~5 次，直至出血停止。

9. 术后护理　术后 24 小时内手术区不能刷牙，可进软食。可用含漱剂含漱以减少菌斑附着，一般不使用全身抗生素。术后 5~7 天复诊，除去牙周塞治剂。术后 1 个月复查，检查牙龈外形及愈后情况（图 5-7K）。

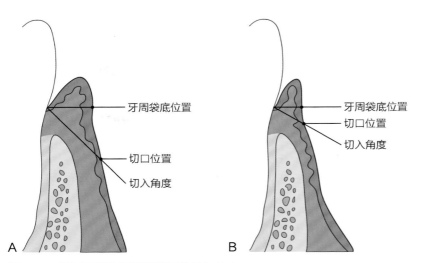

图 5-5　根据牙龈的厚薄适当调整切入角度
A. 增生牙龈较厚时，适当增加切口与标记点的距离，同时减小约 5°~10° 切入角度　B. 增生牙龈较薄时，减小切口与标记点的距离，同时增加约 5°~10° 切入角度

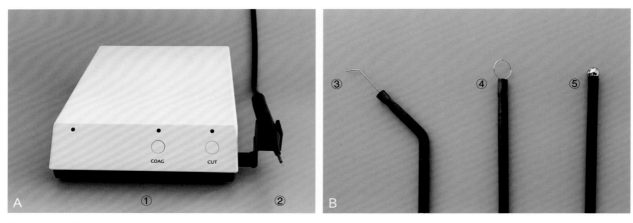

图 5-6　高频电刀
A. 主机：①高频电刀主机；②电刀手柄　B. 工作尖：③用于切割的电刀工作尖；④用于龈乳头修整的电刀工作尖；⑤凝血功能的电刀工作尖。

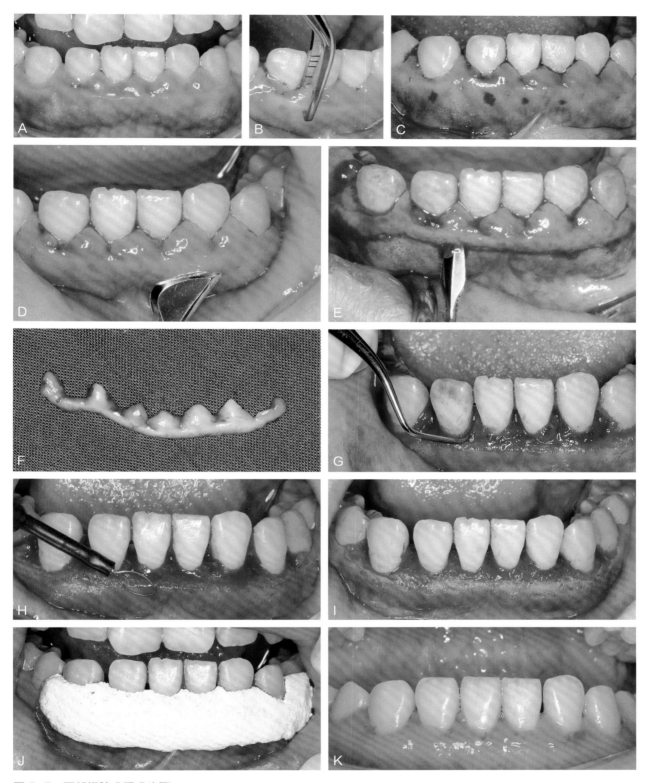

图 5-7 牙龈切除术手术步骤

A. 术前口内像　B. 记号镊标记牙周袋底位置　C. 每颗牙标记近中、中央、远中 3 个位点　D. 斧形刀位于牙周袋底根方 1~2mm 处，45° 角做外斜切口（可以用 15# 刀片代替斧形刀，以同样的位置和角度进行切割）　E. 柳叶刀 45° 角插入邻间隙，切断龈乳头（可以用 11# 刀片代替柳叶刀）　F. 完整切除增生牙龈　G. 刮除残留的肉芽及感染组织　H. 电刀修整牙龈外形　I. 生理盐水冲洗，纱布压迫止血　J. 创面放置牙周塞治剂　K. 术后 1 个月口内像

五、手术要点

1. 选择适应证时附着龈宽度是重要的参考指标，附着龈过窄或牙周袋底超过膜龈联合者是手术禁忌证。

2. 切龈时应一次切到牙面，注意相邻牙龈切口的连接及龈外形的连续，避免反复切割使龈缘呈锯齿状，残留牙龈组织，影响组织愈合。

3. 术中需彻底清除肉芽及感染组织，术后需注意口腔卫生的维护，尤其是青春期或有药物史的患者，需注意口腔卫生的维护，防止复发。

（赵　雪）

参考文献

1. FARHAD S，VAHID R，NASIM C，et al. Effects of laser-assisted cosmetic smile lift gingivectomy on postoperative bleeding and pain in fixed orthodontic patients：a controlled clinical trial. Prog Orthod. ，2014，15（1）：66.

2. ARUNA B，MYTHREYI V，DHATHRI P B. Speech intelligibility after gingivectomy of excess palatal tissue. Contemp Clin Dent，2014，5（3）：406-409.

3. BUKET A，EMRAH A，SEMA Ç. Endodontic and prosthetic treatment of teeth with periapical lesions in a 16-year-old-girl. J Appl Oral Sci. ，2010，18（2）：201-206.

4. MIRONIUC-CUREU M，DUMITRIU A S，GHEORGHIU I M，et al. Gingival overgrowth as secondary effect of calcium channel blockers administration. A case report. J Med Life，2014，7（2）：241-245.

第六章
牙冠延长术

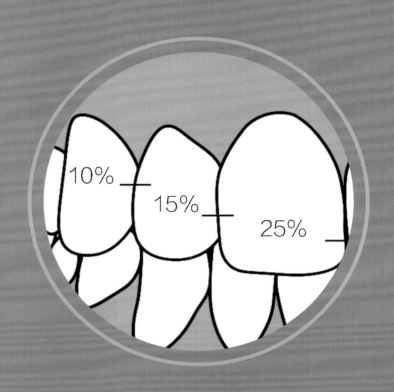

牙冠延长术（crown lengthening surgery）是通过手术的方法，降低龈缘位置，暴露健康的牙结构，使临床牙冠加长，从而利于牙的修复或解决美观问题。

视频 7
牙冠延长术

① 扫描二维码
② 用户登录
③ 激活增值服务
④ 观看视频

一、原理

正常情况下，从龈沟底到牙槽嵴顶的距离是恒定的，该距离称为生物学宽度（biological width）或者牙槽嵴顶冠方附着组织，包括结合上皮和牙槽嵴顶冠方附着于根面的结缔组织，宽度一般为2mm左右。1964年，Rosen和Gitnick首次提出牙冠延长术的概念，牙冠延长术的基本方法是翻瓣术结合骨切除术，降低牙槽嵴顶和龈缘的水平，从而延长临床牙冠，同时保持正常的生物学宽度。

二、目的

在符合牙周生物学宽度的原则下，暴露更多的健康牙体组织。

三、适应证

1. 牙折裂达龈下，影响牙体预备、取印模及修复者（图6-1A）。

2. 龋坏达龈下，影响治疗或修复者（图6-1B）；根管侧穿或牙根外吸收在颈1/3处，而该牙尚有保留价值；单颗牙因龋坏或外伤导致牙槽嵴顶冠方的健康牙体组织不足3mm。

3. 破坏了生物学宽度的修复体，需暴露健康的牙结构，重建生物学宽度并恢复牙周组织健康者（图6-1C）。

适合上述三种情况的患牙应有一定的牙根长度，在手术切除部分牙槽骨后，仍能保证足够的牙周支持。如果患牙牙根过短或者过细，则不是牙冠延长术的适应证。

4. 临床冠过短，修复体难以固位，或无法粘贴正畸装置者。

5. 美学区临床牙冠过短或露龈笑，需改善美观者（图6-1D）。

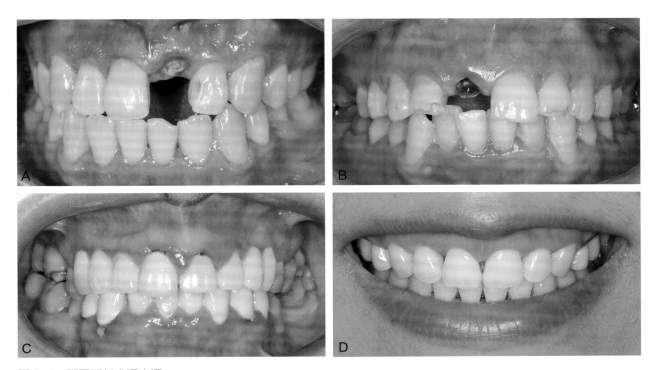

图 6-1 牙冠延长术适应证

A. 冠折达龈下　B. 龋坏达龈下　C. 不良修复体　D. 露龈微笑

6. 咬合重建、临床牙冠短、直接进行修复空间不足、牙冠固位形差，需行牙冠延长术者。

7. 先天发育不足以及后天萌出不良者。

四、禁忌证

1. 牙根过短，冠根比失调者。

2. 牙折断达龈下过多，为暴露牙断缘做骨切除术后，剩余的牙槽骨高度不足以支持牙行使功能者。

3. 为暴露牙断缘需切除的牙槽骨过多，导致与邻牙不协调或明显地损害邻牙者。

4. 手术可造成根分叉病变者。

5. 全身情况不宜手术者。

五、术前准备及考量

1. 签署牙周手术知情同意书，确认牙位。

2. 器械准备　牙冠延长术的手术器械包括：拉钩、美学标尺、龈下刮治器、高速涡轮手机、低速涡轮手机、牙周骨凿、牙周骨锉、5mL 注射器、4-0 可吸收缝线、缝合镊和超声骨刀（图 6-2）。

3. 基本原则

（1）保留角化龈。

（2）保护根分叉区。

（3）维持近远中邻牙骨量。

（4）保证适当的冠根比。

（5）保证美学区龈缘的协调与美观。

4. 参考点的设定

（1）断端：如果斜行断裂，行改良牙冠延长术，术中根面改形并将断端上移。

（2）龋齿和酸蚀症：健康牙体组织作为参考点。

（3）肩台：窄肩台则直接磨除和改形；宽肩台则直接作为参考点。

（4）露龈笑：釉牙骨质界至骨嵴顶 2mm。

（5）上颌前牙多颗牙龈缘协调：尽可能参考需延长患牙的最根方参考点。

5. 腭侧瓣处理考量

（1）不能移动：翻瓣后可能与暴露的骨嵴顶不贴合。

（2）切口位置：受腭侧黏膜厚度和腭穹窿解剖形态影响。

1）浅腭部穹窿：黏膜薄，切口位置仅与需要延长的牙冠长度相关。

2）深腭部穹窿：黏膜厚，切口位置距龈缘较近，否则有暴露骨嵴顶的风险。

（3）减薄腭侧瓣技术（图 6-3）。

6. 角化龈宽度考量　如果角化龈宽度充足，应考虑牙龈切除术；如果角化龈宽度不足甚至缺乏，应考虑半厚瓣根向复位术和游离龈移植术。

7. 后牙区应避免医源性根分叉病变

（1）根分叉区域冠方牙体组织完整

1）勿损伤根分叉区牙槽骨，以免造成Ⅱ度根分叉病变。

2）近远中根形成弧形骨修整区域，避让根分叉区域。

（2）根分叉区域冠方牙体组织不完整，则行分牙术。

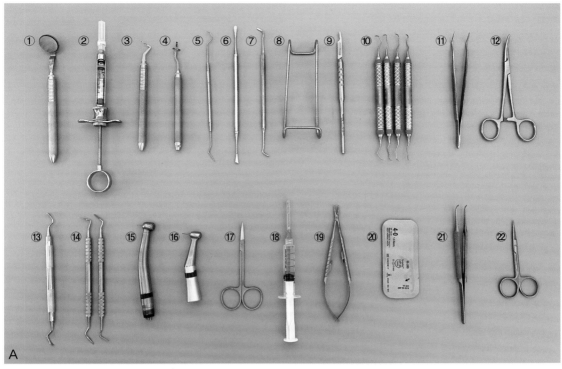

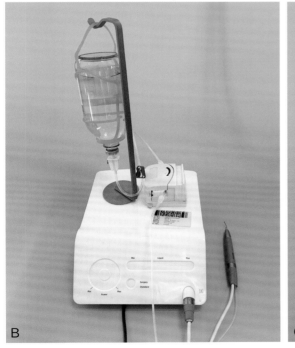

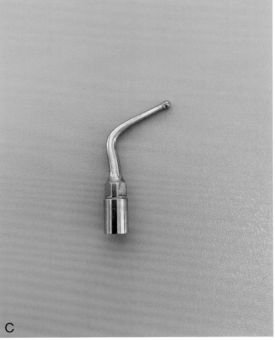

图 6-2 牙冠延长术手术器械

A. 常用手术器械：①口镜；②口腔麻醉注射器；③牙周探针；④美学标尺；⑤尖探针；⑥骨膜分离器；⑦双弯骨膜分离器；⑧拉钩；⑨刀柄及 15C# 刀片；⑩龈下刮治器；⑪口腔科镊；⑫止血钳；⑬牙周骨凿；⑭牙周骨锉；⑮高速涡轮手机；⑯低速涡轮手机；⑰组织剪；⑱5mL 注射器；⑲显微持针器；⑳4-0 可吸收缝线；㉑缝合镊；㉒线剪　B. 超声骨刀　C. 超声骨刀工作尖

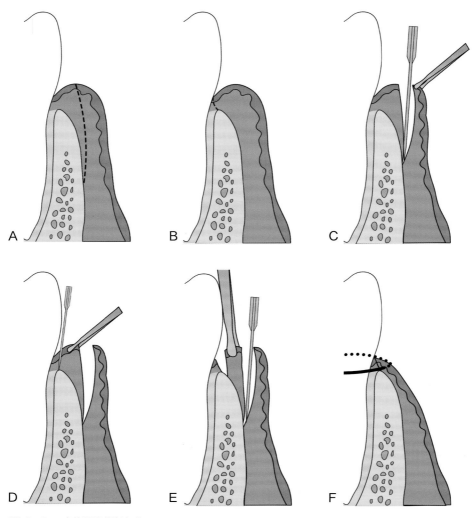

图 6-3　减薄腭侧瓣技术

A. 第一切口设计　B. 第二切口设计　C. 薄的第一瓣预备　D. 第二切口　E. 去除第二个瓣　F. 缝合

8. 磨牙后垫的考量

（1）上颌：第二磨牙远中黏膜厚，需做远中楔形瓣。

（2）下颌

1）磨牙后垫黏膜厚，需做远中楔形瓣。

2）外斜嵴：去骨量大。

3）磨牙后区如果为牙槽黏膜，根向复位十分困难，牙冠延长常失败。

9. 上颌前牙美学区考量

（1）单颗牙缺损：应注意与邻牙龈缘的协调，需要配合正畸牵引。

（2）多颗牙连续缺损：应注意龈缘曲线的协调性，以及牙龈的美学参数。

1）龈缘顶点位置：中切牙和尖牙龈缘顶点位于牙长轴（蓝色短竖线，图 6-4A）远中，侧切牙位于牙长轴上。如图 6-4A 所示，黑色长竖线为临床冠接触点连线垂直二分线：中切牙和侧切牙的龈缘顶点位于二分线远中，尖牙的龈缘顶点位于二分线上（图 6-4A）。

2）前牙宽度比例：首先测量双侧尖牙之间的总长，参照黄金比例（中切牙：侧切牙：尖牙：25%：15%：10%）来设计前牙的相对宽度（图 6-4B）。

3）牙龈平面：是指同侧中切牙与尖牙龈缘顶点连线。侧切牙龈缘顶点位于龈平面冠方约 0.5~1.5mm（图 6-5）。

（3）露龈微笑：理想的微笑，暴露 75%~100% 的牙，牙龈暴露 2 mm 以内（图 6-6A）。露龈笑是指微笑时暴露过多的上颌前牙唇侧牙龈（通常大于 2mm），会在一定程度上破坏面部的美观和和谐，甚至给有些求美者带来心理上的负担（图 6-6B）。

1）病因

① 上颌骨发育异常：上颌过突或垂直向过度发育。

② 上唇软组织异常：A. 上唇提肌的肌力过强，唇周肌肉功能亢进；B. 上唇过短。

③ 牙龈异常：短牙冠长宽比例不协调，包括：A. 主动萌出不足，牙主动萌出障碍，不能充分从牙槽骨中暴露出来；釉牙骨质界距离骨嵴顶 <2mm；B. 被动萌出不足，龈缘根向移动不足，临床牙冠变长。

2）露龈微笑的诊断和治疗方案：针对露龈微笑的病因，临床上采用不同的治疗方案（图 6-7）。

3）露龈微笑的纠正

① 正确的诊断：区分病因。

② 应用牙冠延长术和牙龈切除术纠正露龈笑。

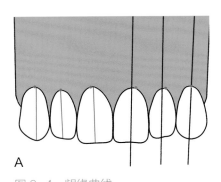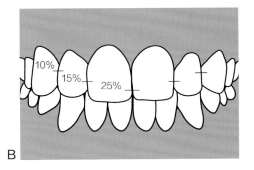

图 6-4　龈缘曲线
A. 龈缘顶点位置　B. 龈缘宽度比例

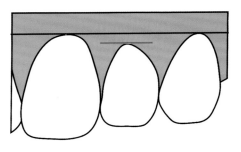

图 6-5　牙龈平面

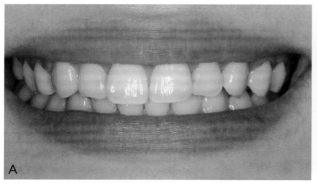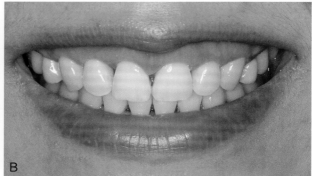

图 6-6　微笑口内像

A. 理想微笑口内像　B. 露龈微笑口内像

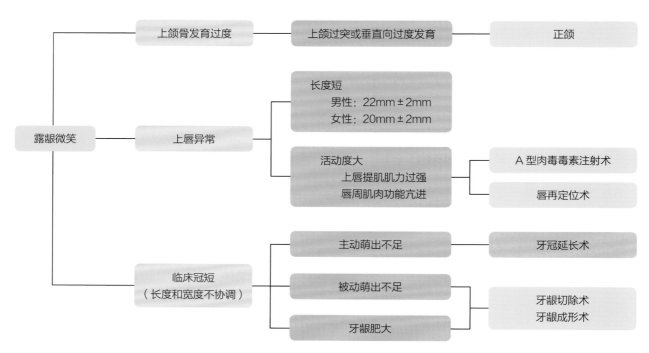

图 6-7　露龈微笑的诊断和治疗方案

  A. 判断釉牙骨质界：用有颜色标记的牙冠美学标尺（见图 4-15）或者目测牙冠和牙根的分界线。

  B. 如为主动萌出不足：翻瓣，骨修整至距离嵴顶 2mm。

  C. 必要时做手术导板。

  10. 导板设计　牙冠延长术导板通过如下方法制备：制取口内牙和牙龈的印模，获取牙和牙龈的三维形貌。利用印模灌制石膏模型，在石膏模型上利用真空成型机将热塑成型片压制为与牙和牙龈紧密贴合的形态，再根据手术需要，标定好牙龈边缘的理想位置，并修剪为手术导板。

在使用过程中，将导板戴入患者口内，使牙贴合部与患者牙紧密贴合，牙龈贴合部与患者牙龈紧密贴合，从而可以使用导板来指导牙龈的切除范围，据此确定内斜切口的位置（图6-8）。

11. 龈乳头 龈乳头在美观中起重要作用，是牙冠延长术中需要重点处理的部位，故应尽量保存龈乳头外形，一般应保证修整后的邻面牙槽嵴顶距邻面触点的距离≤5mm，可有效防止"黑三角"的形成。

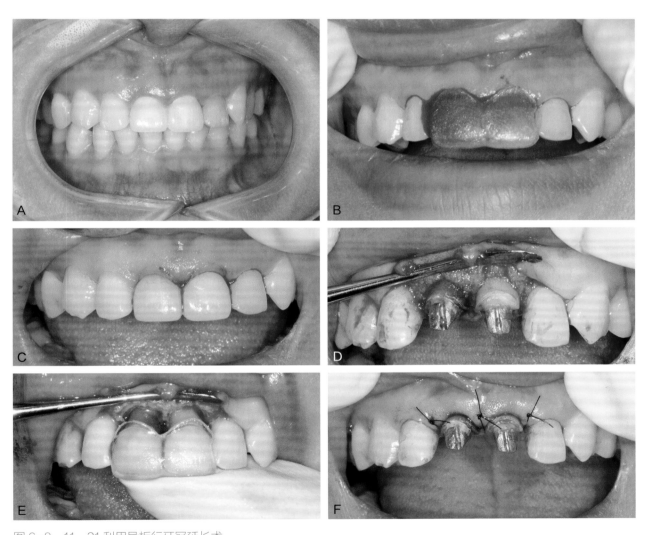

图6-8 11、21利用导板行牙冠延长术
A. 术前 B. 戴入导板 C. 切口 D. 翻瓣 E. 骨修整 F. 缝合

六、手术步骤

（一）手术步骤

1. 消毒、麻醉 患者术前含漱复方氯己定含漱液 1 分钟，常规口外消毒铺巾，确定术后牙龈边缘，局部浸润麻醉（图 6-9A）。

2. 设计切口 探明肩台位置及范围，估计术后龈缘应在的位置，据此设计切口。如为前牙，应考虑使术后龈缘位置与邻牙相协调；如为前牙美容的牙冠延长术，切口位置应遵循牙龈的生理外形，注意中切牙、侧切牙及尖牙龈缘的位置关系。理想的龈缘位置应是中切牙与尖牙的龈缘位置平齐，侧切牙的龈缘位于中切牙与尖牙龈缘的冠方 0.5~1.5mm（图 6-9B）。

3. 确定切口位置 根据术后龈缘的新位置来确定内斜切口的位置。为了精确控制手术中牙龈的切除量和牙槽骨的切除量，一般在手术中应使用导板来辅助确定切口位置（图 6-9C）。

4. 翻瓣 设计切口，用 15C# 刀片切除牙龈，翻开全厚瓣，暴露根面或牙根断面（图 6-9C、D）。

5. 骨修整 按照牙周探针探查的位置，用高速涡轮手机及牙冠延长术专用车针或超声骨刀切除部分牙槽骨，牙冠断端距离牙槽骨嵴顶距离至少 3mm；或使釉牙骨质界距离牙槽嵴顶 2mm；修整骨形态呈扇贝状，低速涡轮手机去骨过程中，采用生理盐水降温冲洗。若唇侧骨板或牙龈较薄时，应考虑减少去骨量（图 6-9E、F）。

6. 清创 进行彻底的根面平整，去除根面上残余的牙周膜纤维，防止术后形成再附着（图 6-9G）。

7. 龈瓣修整、复位缝合 修整龈瓣的位置、形态及厚度，龈瓣过厚可影响术后牙龈缘的外形，龈瓣过薄则可能出现牙龈退缩。将龈瓣复位到牙槽嵴顶处，采用可吸收 4-0 缝线行间断缝合（图 6-9H）。

（二）临床病例

临床病例如图 6-10 所示。

（三）术后医嘱

1. 术后 1 周拆线，戴临时冠。

2. 复方氯己定含漱液含漱 1~2 周。

3. 拆线后严格控制口腔卫生，使用牙间刷。

4. 观察并处理粗糙的临时冠边缘和多余的粘接剂。

5. 前牙美学区术后 1 个月、3 个月、6 个月复诊，进行牙龈塑形，建议 6 个月后配戴永久修复体。

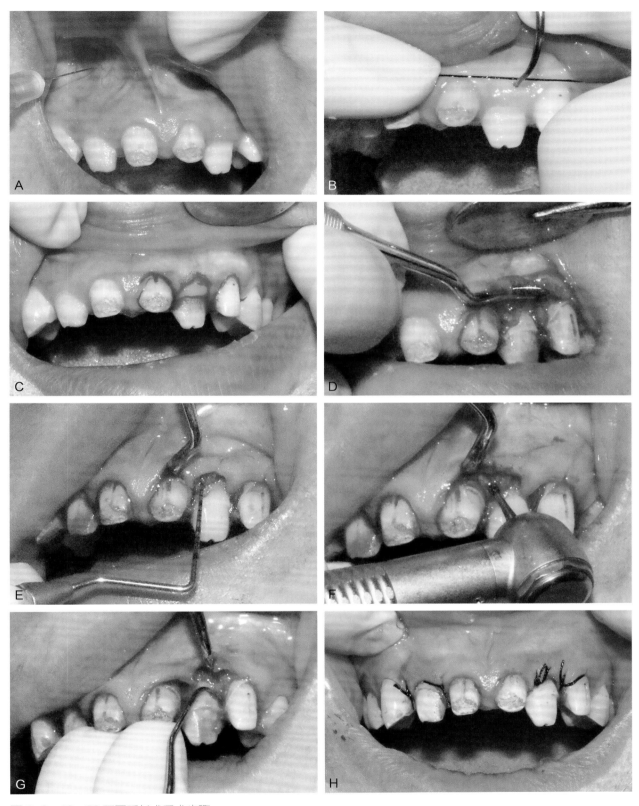

图 6-9 12—22 牙冠延长术手术步骤

A. 麻醉　B. 设计切口　C. 确定切口位置　D. 翻瓣　E、F. 骨修整　G. 清创　H. 缝合

七、修复时机

　　牙冠延长术术后 2~3 周存在"软组织回弹"，建议术后 1~2 周进行临时冠修复，术后 6 个月可进行永久冠修复（图 6-10）。

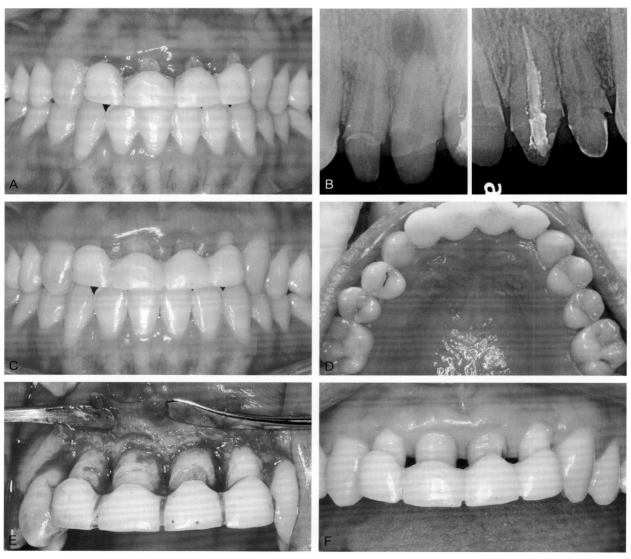

图 6-10　牙冠延长术术后冠修复
A、B. 初诊　　C、D. 基础治疗后　　E、F. 牙冠延长术

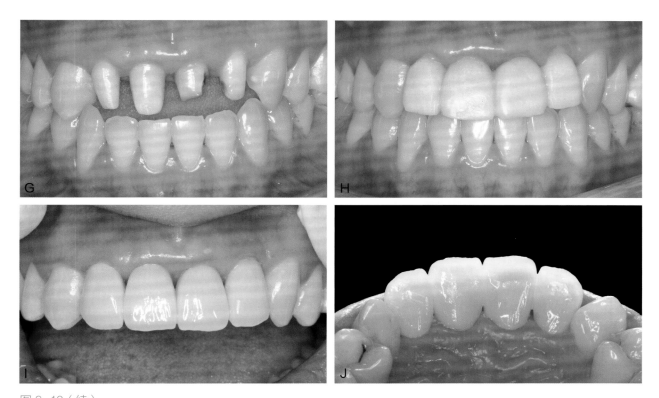

图 6-10（续）

G. 临时冠修复前　H. 临时冠修复　I、J. 永久冠修复

八、手术要点

1. 牙槽嵴顶和光滑、密贴的新修复体边缘之间至少保持 3mm 的距离，是修复牙成功的必要条件。

2. 术中避免医源性根分叉病变。

3. 上颌前牙美学修复　单颗牙缺损，需要配合正畸牵引；多颗牙连续缺损，需要参考牙龈的美学参数。

（谭丽思）

参考文献

1. 孟焕新. 牙周病学. 5 版. 北京：人民卫生出版社，2020.

2. YIN J，LIU D，HUANG Y，et al. CAD/CAM techniques help in the rebuilding of ideal marginal gingiva contours of anterior maxillary teeth：a case report. J Am Dent Assoc，2017，148（11）：834-839.

3. ROSEN H，GITNICK P J. Integrating restorative procedures with the treatment of periodontal disease. J Prosthet Dent，1964，14：343-354.

第七章
引导组织再生术

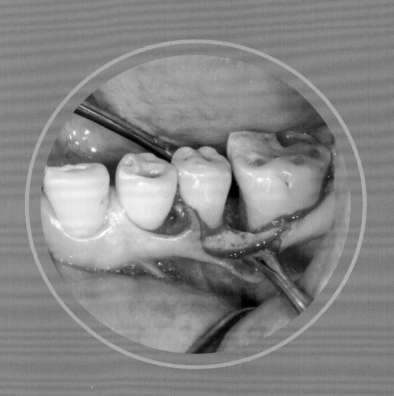

引导组织再生（guided tissue regeneration，GTR）术是指采用外科的方法放置物理屏障，从而选择性地分隔不同的牙周组织，阻止牙龈上皮和牙龈结缔组织向根面生长；同时创造并维持空间，诱导具有牙周组织再生潜力的牙周膜细胞优先定植于根部，并冠向移动、生长及分化，最终实现牙周膜、牙槽骨和牙骨质的再生，即形成牙周新附着。

视频 8
引导组织再生术

① 扫描二维码
② 用户登录
③ 激活增值服务
④ 观看视频

一、原理

在牙周手术后的愈合过程中，来源于牙龈上皮、牙龈结缔组织、牙周膜和牙槽骨的细胞中，只有牙周膜来源的细胞具有牙周组织再生的潜能。各种细胞的生长速度依次是牙龈上皮细胞＞牙龈成纤维细胞＞牙周膜细胞＞骨细胞，上皮细胞生长速度最快，阻碍了其他组织细胞向根面贴附。然而，上皮细胞沿根面向根方生长所形成的长结合上皮性愈合并不具备真正的牙周附着（图 7-1A）。

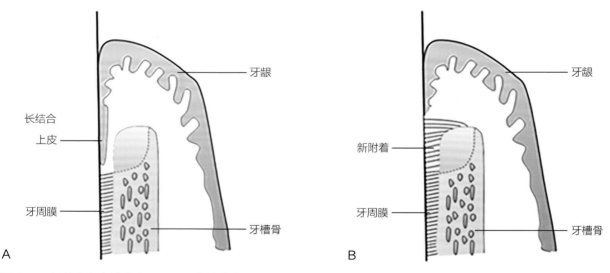

图 7-1　长结合上皮性愈合和牙周再生性愈合
A. 长结合上皮性愈合：结合上皮仍处于术前水平，虽有部分新骨形成，但无新牙周膜　B. 牙周再生性愈合：部分牙周组织再生，结合上皮附着于术前冠方，有新骨形成，并形成新牙周膜

引导组织再生术利用生物相容性屏障膜覆盖牙周手术中暴露的牙根，其目的在于：①作为物理屏障阻止牙龈与根面的接触，阻挡牙龈上皮等来源的细胞向根面贴附；②选择性地引导牙周膜来源的细胞，在术后愈合过程中优先占领根面；③在术区形成间隙以提供牙周膜细胞贴附生长的空间（图7-2）。Nyman S于1982年首先将GTR的原理应用于牙周新附着的生理性再生，利用屏障膜引导牙周膜细胞在术区根面上增殖、分化，从而形成牙周再生性愈合，最终达到恢复、重建牙周组织结构和功能的目的（图7-1B）。

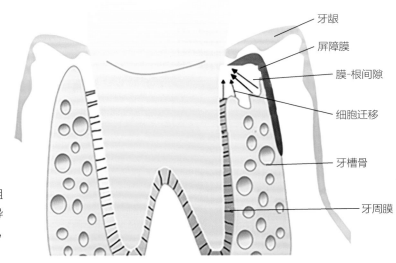

图7-2 GTR术的应用原理（示意图）
利用屏障膜，阻挡牙龈上皮和牙龈结缔组织向根面生长，并提供一定的空间，引导具有再生能力的牙周膜细胞优先占领根面，从而形成再生性愈合

牙龈
屏障膜
膜-根间隙
细胞迁移
牙槽骨
牙周膜

二、目的

GTR术的目的是解决经过牙周基础治疗后探诊深度仍≥5mm，并存在骨下袋、垂直型骨缺损等问题，即重建因牙周炎破坏的牙周组织，形成新的牙骨质、牙槽骨以及连接两者的牙周膜纤维，最终获得有功能的牙周附着结构，恢复牙周组织的结构和功能。

三、适应证

1. **骨下袋** 窄而深的骨下袋效果好，其中三壁骨袋（图7-3）和窄而深的二壁骨袋效果最佳，过宽的骨下袋、一壁骨袋效果较差，四壁骨袋预后最差（图7-4）。

2. **根分叉病变** Ⅱ度根分叉病变为GTR术的适应证，下颌磨牙的Ⅱ度根分叉病变应用GTR术的治疗效果尤佳。GTR术对早期的Ⅲ度根分叉病变有一定的疗效，但结果不确定（图7-5）。

3. 局限性牙龈退缩 Miller 分类的Ⅰ类和Ⅱ类牙龈退缩，也是 GTR 术的适应证（图 7-6）。

符合上述适应证者，需要首先进行牙周基础治疗，例如口腔卫生指导、龈上洁治、龈下刮治和根面平整、调𬌗等，控制牙周感染后方能进行 GTR 术。

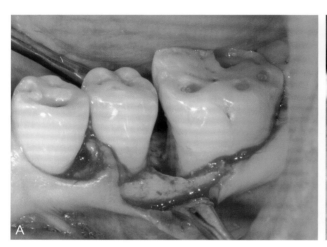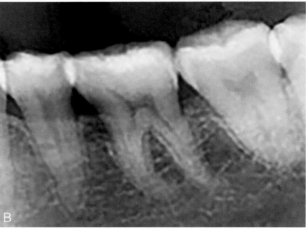

图 7-3　骨下袋
A. 36 近中三壁骨袋　B. 根尖片示 36 近中垂直型骨吸收至根中 1/2

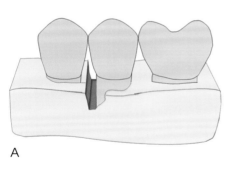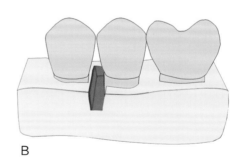

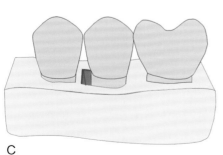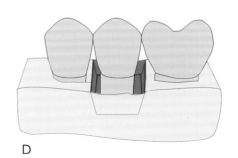

图 7-4　骨下袋（示意图）
A. 一壁骨袋　B. 二壁骨袋　C. 三壁骨袋　D. 四壁骨袋

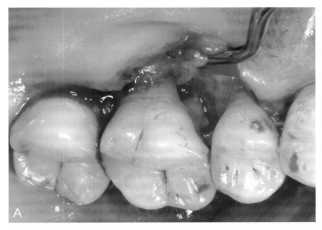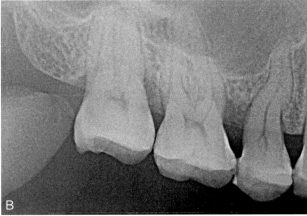

图 7-5　Ⅱ度根分叉病变

A.16、17 近中Ⅱ度根分叉病变，二壁骨袋　B. 根尖片示 16、17 近中垂直型骨吸收至根中 1/2

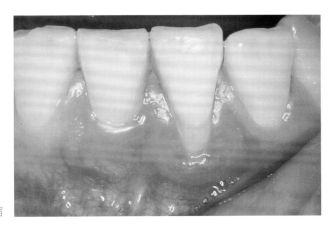

图 7-6　Miller Ⅰ类牙龈退缩

四、禁忌证

1. **局部炎症和病因未消除者**　跟其他的牙周手术一样，只有将牙周感染控制之后，才能进行 GTR 术。

2. **牙龈退缩严重**　Miller 分类的Ⅲ度和Ⅳ度牙龈退缩是 GTR 术的禁忌证。

3. **角化龈过窄及牙龈过薄**　角化龈过窄及牙龈过薄不利于术后口腔卫生的控制，可能造成牙根面的裸露，难以保证邻面颊、舌侧瓣的闭合。

4. **口腔卫生不佳**　自我菌斑控制水平对 GTR 术的治疗效果具有极为重要的影响，口腔卫生不佳者术后易发生感染、创口开裂及移植物暴露，导致手术失败。菌斑指数大于 20% 者不适合做牙周手术。

5. 吸烟　吸烟会影响术区的愈合，手术效果差，因此最好在患者戒烟后再进行 GTR 术。如果患者拒绝戒烟，至少 GTR 术的术前及术后愈合阶段，患者应停止吸烟。

6. 凡不能进行外科手术的全身疾病患者　如半年内心脏病急性发作、病情未控制的风湿性心脏病、血液病以及糖尿病患者不宜手术。

五、膜材料的选择

引导组织再生屏障膜是引导牙周组织再生术中的关键材料。它在病损组织部位提供一个隔离的空间，从而使生长相对缓慢的牙周膜细胞重新在根面生长，是 GTR 术成功的关键。GTR 屏障膜必须具备一定的维持再生空间的能力及生物相容性，依据其是否可生物性降解，分为可吸收性膜和不可吸收性膜两大类。

1. 不可吸收性膜　最常见的不可吸收性膜是聚四氟乙烯膜，于术后 6~8 周取出。Schenk 等在聚四氟乙烯膜中加入钛支架，提高了其抗塌陷和再生空间维持能力（图 7-7）。聚四氟乙烯膜虽然存在一些问题，比如需二次手术取出、操作技术要求较高、术后膜暴露等，但其具有较好的刚性和韧性，在空间维持方面有一定的优势，适用于垂直型骨吸收缺隙较宽超过 2mm 或骨缺损局部无支持性骨结构者。

2. 可吸收性膜　可吸收性膜做屏障膜具有生物相容性好、可吸收而无需二次手术取出等优点，目前应用最多的是胶原膜（图 7-8）。可吸收性膜的缺点是质地较柔软，易塌陷变形，因此单独使用时适合窄而深的垂直型骨吸收（宽度≤2mm）以及Ⅱ度根分叉病变者。缺乏维持空间能力的可吸收性屏障膜与骨替代材料联合应用，对再生空间的维持与阻隔有加强作用，能够防止 GTR 屏障膜在外力作用下变形，弥补了单一应用 GTR 屏障膜的不足（图 7-9）。

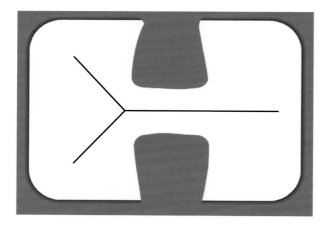

图 7-7　具有钛支架的聚四氟乙烯膜

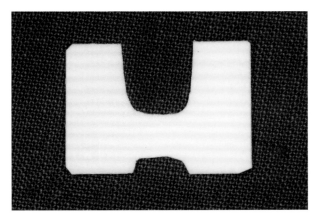

图 7-8　修剪成适合骨缺损形态的胶原膜

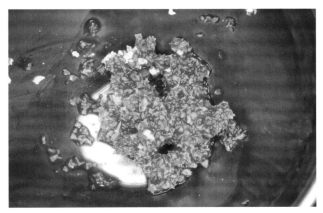

图 7-9　混入自体血的骨替代材料

六、术前准备及手术步骤

1. 术前检查

（1）排除影响手术的全身疾病：术前须详细了解患者的全身病史，进行血常规、凝血功能及传染病等检测，排除手术禁忌证。

（2）牙周检查：术前应检查患牙的牙龈炎症状况、牙周袋深度、附着丧失、牙松动度、牙周探诊深度、角化龈宽度和厚度，是否存在𬌗创伤等，通过牙周探诊预估骨袋的类型。通过 X 线片检查牙槽骨的吸收类型及破坏程度。

2. 术前准备

（1）术前必须保证患者已经过牙周基础治疗，牙周感染得到控制。

（2）对于存在𬌗创伤的患牙须在术前进行调𬌗，松动牙须在术前进行固定后，再行手术（图7-10）。

（3）术前器械准备：口镜、口腔科镊、尖探针、牙周探针、口腔麻醉注射器、骨膜分离器、刀柄、刀片（11#、12#、15C#）、龈下刮治器、拉钩、止血钳、组织镊、外科刮匙、牙周骨凿、牙周骨锉、高速涡轮手机、小球钻、骨粉输送器、骨粉碗、组织剪、持针钳、可吸收（不可吸收）缝线（4-0/5-0）和线剪等（图 7-11）。

3. 手术步骤　GTR 联合植骨术可简单分为五步，即翻瓣、清创、植骨、覆膜和缝合（图7-12）。

GTR 术应当遵循 6D 原则，即去菌斑、去上皮、去玷污层、去肉芽组织、去除骨皮质和去张力。下面以常见的邻面骨下袋为例，详细阐述 GTR 术的具体步骤和操作方法。

（1）消毒与麻醉：术前应先将术区内根面上的菌斑及软垢刮除，口内以氯己定、碘剂（如碘伏、聚维酮碘等）等抗菌剂含漱 1 分钟，再进行口周消毒。局部麻醉时，注意不要在龈缘及龈乳头处过度浸润麻醉，以免造成边缘组织的局部缺血，不利于创口愈合。

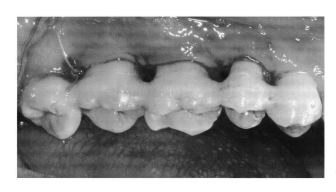

图 7-10　术前已对患牙 15、16 行玻璃纤维条强化树脂夹板固定术

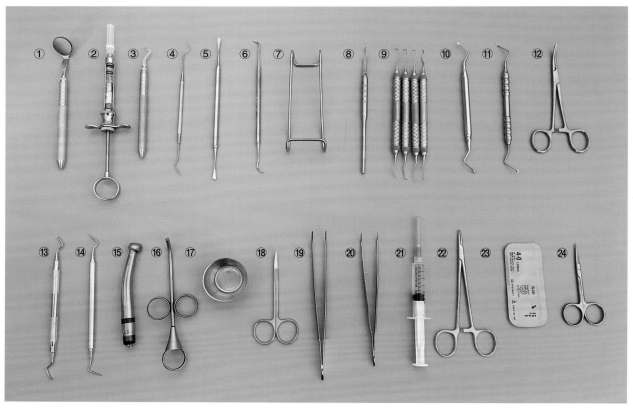

图 7-11　GTR 术的手术器械包

①口镜；②口腔麻醉注射器；③牙周探针；④尖探针；⑤骨膜分离器；⑥双弯骨膜分离器（后牙舌侧适用）；⑦拉钩；⑧刀柄和刀片；⑨龈下刮治器；⑩外科刮匙；⑪带齿外科刮匙；⑫止血钳；⑬牙周骨凿；⑭牙周骨锉；⑮高速涡轮手机；⑯骨粉输送器；⑰骨粉碗；⑱组织剪；⑲组织镊；⑳口腔科镊；㉑5mL 注射器；㉒持针钳；㉓4-0 可吸收缝线；㉔线剪

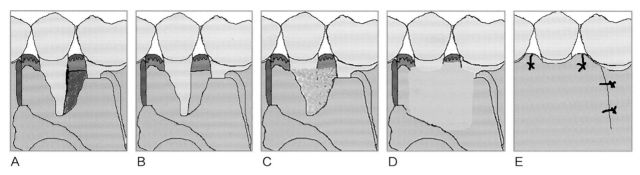

图 7-12 GTR 联合植骨术（模式图）

A. 翻瓣　B. 去除缺损内肉芽组织、根面牙石及玷污层　C. 植入骨移植物/骨替代材料　D. 覆盖屏障膜　E. 缝合

（2）切口：用15C#刀片在龈缘处做内斜切口，仅切除袋内壁上皮部分。在邻间隙使用11#或12#刀片，做始于患牙颊侧轴角处、止于龈乳头唇（颊）舌（腭）向中点的斜向切口，刀刃应尽量与牙长轴相平行，以免过多损失龈乳头组织。在邻间隙较宽时应做保留龈乳头切口（图7-13），以便在龈瓣复位后能够完全覆盖屏障膜，并保证严密封闭邻面。水平切口应向患牙的近、远中方向延伸1~2个牙位，充分暴露骨缺损区，减小组织瓣张力，必要时可在颊侧做垂直松弛切口。

（3）翻瓣：用刮治器刮除上皮领圈，以骨膜分离器翻全厚瓣，注意保留龈乳头牙龈组织的完整性。充分暴露骨缺损以及缺损邻近的骨质3~4mm，以便于膜的放置。

（4）骨缺损区的清创：用外科刮匙彻底去除骨缺损区的肉芽组织，以超声洁治器和手用刮治器去除根面牙石和病变牙骨质，并进行根面平整。彻底清创后再以17%EDTA溶液处理根面4分钟，有助于清除根面玷污层，暴露健康的胶原纤维，以利于形成新附着。用牙周骨凿和骨锉修整异常的骨轮廓，用高速涡轮手机带小球钻穿通骨缺损内壁骨皮质到达骨松质，促进表面血凝块形成以利骨再生。

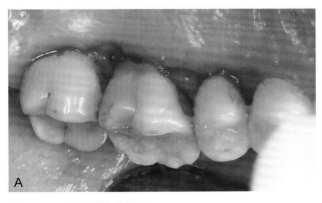
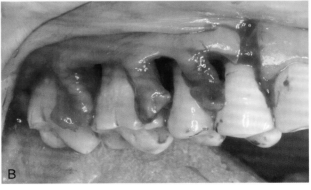

图 7-13 保留龈乳头切口

A. 腭侧龈乳头基底处弧形切口　B. 将龈乳头自腭侧翻起推至颊侧，形成保留龈乳头切口

（5）植骨：在GTR术中，常需要联合应用骨移植物（骨替代材料）维持组织再生所需空间。骨移植物（骨替代材料）的植入量要适当，平齐或稍超出骨袋口即可，屏障膜应能将其完全覆盖，组织瓣也能完全关闭创口。

（6）屏障膜的选择和放置：根据骨缺损的状况，将屏障膜修剪成形状、大小适合缺损区的形态（图7-14）。领圈处应尽可能保持完整，使其严密封闭牙根表面并完全覆盖骨缺损，超出骨缺损边缘2~3mm。屏障膜的边缘应修剪圆钝，尽量避免折叠。

（7）龈瓣的复位：在屏障膜放置妥当后，将龈瓣复位。尽可能使龈瓣冠向复位并将屏障膜完全覆盖，避免屏障膜暴露。可在瓣的根方做骨膜松弛切口以便将其充分冠向移位，复位后应保证龈瓣张力不能过大。

（8）缝合：缝合时，在龈乳头处推荐采用改良褥式缝合（见第四章图4-26），以减小对龈乳头尖的张力，同时保证邻面颊、舌侧乳头瓣能够完全闭合。要注意避免扰动龈瓣下方的屏障膜，以免将屏障膜移位。

（9）牙周塞治剂的应用：联合应用植骨术者可使用牙周塞治剂，以保证术区组织的稳定。注意塞治剂不要覆盖殆面或切端，以免影响咬合，导致塞治剂易脱落。

4. 临床病例　26近中二壁骨袋GTR联合植骨术如图7-15~图7-21所示。

5. 术后护理　术后4~6周使用0.12%氯己定含漱液含漱以控制菌斑，1~2周内可全身使用抗菌药物预防感染。一般在术后10~14天拆线。术后1个月内要求患者术区勿刷牙，仅使用抗菌剂控制术区菌斑；4~6周后恢复术区刷牙和邻面清洁措施（牙线、牙间隙刷等）。术后8周内每1~2周复查一次，清除菌斑，必要时可进行简单洁治。

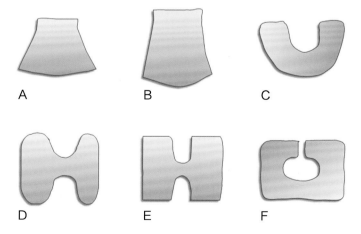

图7-14　屏障膜的形状

A、B.围裙形，适用于唇（颊）、舌（腭）侧骨缺损或牙龈退缩，多用于不可吸收性膜，将颈圈处悬吊固定于牙上　C.马蹄形，适用于牙近、远中均存在骨缺损的情况　D、E.哑铃形和工字形，适用于邻面的三壁及二壁骨袋　F.环形，适用于牙近、远中及唇（颊）、舌（腭）侧均存在骨缺损的情况

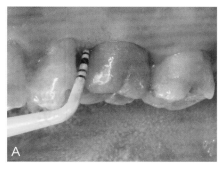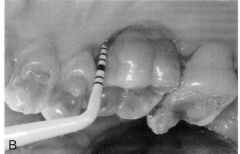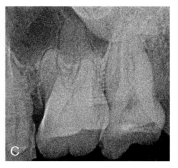

图 7-15　26 术前检查

A. 术前 26 颊侧近中探诊深度 8mm，牙龈退缩 1mm，附着丧失 9mm　B. 术前 26 腭侧近中探诊深度 5.5mm，牙龈退缩 2mm，附着丧失 7.5mm　C. 术前根尖片示 26 近中牙槽骨垂直型骨吸收至根中 1/2，颊、腭侧骨高度不一致

图 7-16　26 翻瓣及清创后颊面观及腭面观

A. 颊面观：25 和 26 牙槽间隔颊侧骨高度略降低　B. 腭面观：26 近中牙槽骨呈垂直型骨吸收，为二壁骨袋

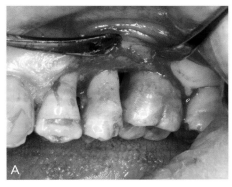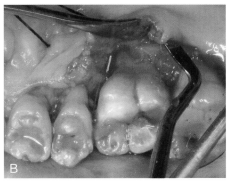

图 7-17　26 近中二壁骨袋内植骨

A. 清创后，将修剪成工字形的可吸收性胶原膜的一端插入腭侧组织瓣深面　B. 在骨缺损内充填适量骨粉并压实

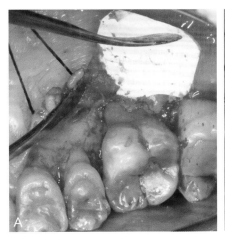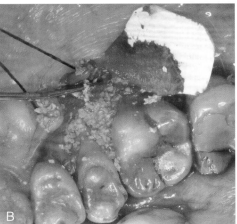

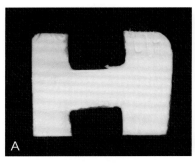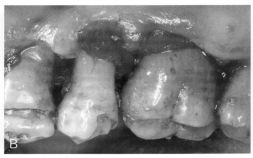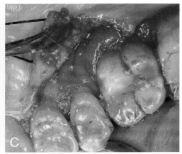

图 7-18　放置胶原膜

骨粉充填完成后，将胶原膜的游离端牵引至颊侧，使胶原膜完全覆盖骨粉，膜边缘盖过健康骨面约 2~3mm

A. 修剪成工字形的胶原膜　B. 颊面观　C. 腭面观

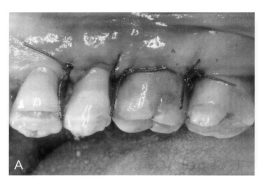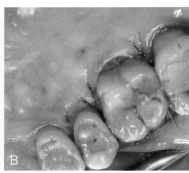

图 7-19　龈瓣复位与缝合

A. 颊面观　B. 腭面观

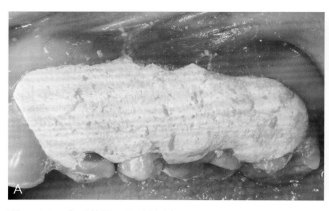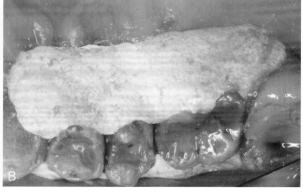

图 7-20　术后放置牙周塞治剂

A. 颊面观　B. 腭面观

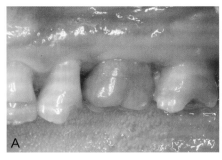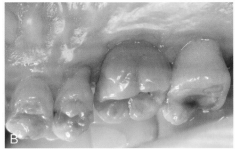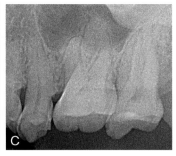

图 7-21　26 术后 1 年

26 颊侧近中探诊深度 4mm，牙龈退缩 1mm，附着丧失 5mm，附着获得 4mm；腭侧近中探诊深度 3mm，牙龈退缩 2mm，附着丧失 5mm，附着获得 2.5mm

A. 颊面观　B. 腭面观　C. 术后 1 年根尖片示 26 近中牙槽骨密度增高

七、术后并发症及处理

GTR 术的术后并发症包括术区疼痛、肿胀、出血、感染、创口开裂、牙根敏感、暂时性牙松动度增加、牙槽嵴顶骨吸收、组织瓣坏死或穿孔、牙龈外形不规则、牙根吸收或骨固连等。其中，最常见的是创口开裂、感染，以及移植物外露（图 7-22）。处理方法以抗感染为主，清除局部菌斑，使用氯己定含漱液含漱，局部使用抗菌药物缓释剂，必要时口服抗生素。

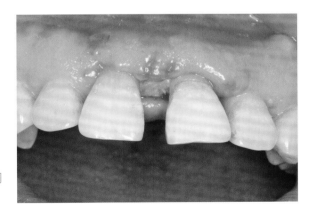

图 7-22　11、21 GTR 术术后 2 周
术后创口开裂、胶原膜暴露

八、手术要点

1. 松动患牙须在术前固定。

2. 术前先将牙面上的菌斑及软垢刮除。

3. 尽量采用保留龈乳头的切口。

4. 在植骨前，使用小球钻穿通骨缺损内壁骨皮质，形成出血孔。

5. 膜材料的边缘要超过骨缺损边缘至少 2~3mm。

6. 龈瓣充分减张，必要时做冠向复位，保证无张力严密缝合。

7. 邻间隙处建议采用改良褥式缝合。

8. 遵循 6D 原则，即去菌斑、去上皮、去玷污层、去肉芽组织、去除骨皮质和去张力。

（寇育荣）

参考文献

1. 孟焕新. 牙周病学. 5 版. 北京：人民卫生出版社，2020.

2. NYMAN S，KARRING T，LINDHE J，et al. Healing following implantation of periodontitis-affected roots into gingival connective tissue. Journal of Clinical Periodontology，1980，7（5）：394-401.

3. NYMAN S，LINDHE J，KARRING T，et al. New attachment following surgical treatment of human periodontal disease. Journal of Clinical Periodontology，1982，9（4）：290-296.

4. GOTTLOW J，NYMAN S，KARRING T，et al. New attachment formation as the result of controlled tissue regeneration. Journal of Clinical Periodontology，1984，11（8）：494-503.

5. PONTORIERO R，NYMAN S，LINDHE J，et al. Guided tissue regeneration in the treatment of furcation defects in man. Journal of Clinical Periodontology，1987，14（10）：618-620.

6. MACHTEI E E，OETTINGER-BARAK O，PELED M. Guided tissue regeneration in smokers：effect of aggressive anti-infective therapy in class II furcation defects. Journal of periodontology，2003，74（5）：579-584.

7. SCHENK R K，BUSER D，HARDWICK W R，et al. Healing pattern of bone regeneration in membrane-protected defects：a histologic study in the canine mandible. The International Journal of Oral & Maxillofacial Implants，1994，9（1）：13-29.

8. CHUNG K M，SALKIN L M，STEIN M D，et al. Clinical evaluation of a biodegradable collagen membrane in guided tissue regeneration. Journal of Periodontology，1990，61（12）：732-736.

9. HARRIS R J. Human histologic evaluation of a bone graft combined with GTR in the treatment of osseous dehiscence defects：a case report. Int J Periodontics Restorative Dent，2000，20（5）：510-519.

10. CAMELO M, NEVINS M L, SCHENK R K, et al. Clinical, radiographic, and histologic evaluation of human periodontal defects treated with Bio-Oss and Bio-Gide. The International Journal of Periodontics & Restorative Dentistry, 1998, 18 (4): 321-331.

11. ZUBER T J. The mattress sutures: vertical, horizontal, and corner stitch. American Family Physician, 2002, 66 (12): 2231-2236.

第八章
拔牙位点保存术

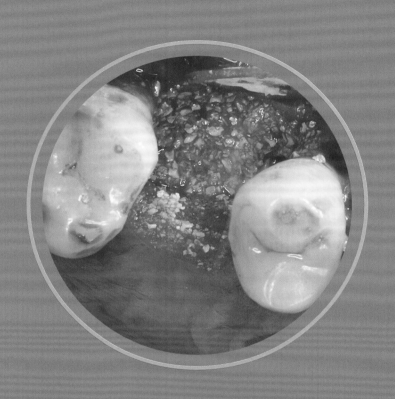

拔牙位点保存术（ridge preservation after tooth extraction）是拔牙后即刻或术后 1 个月内应用引导骨组织再生术的原理，以减少牙槽骨吸收，促进牙槽窝内新骨形成为目的所采取的一系列临床治疗方法，为种植修复和美学修复创造了条件。

视频 9
拔牙位点保存术

① 扫描二维码
② 用户登录
③ 激活增值服务
④ 观看视频

一、原理

拔牙位点保存术最早由 Anthony G.Sclar 于 2004 年提出，其原理为应用引导骨再生术的原理，在拔牙窝中植入骨替代材料，将生物膜覆盖于骨缺损区，隔开软组织，防止上皮细胞及结缔组织来源的成纤维细胞长入骨缺损区，保证生长较慢的骨细胞充满骨缺损间隙，以完成拔牙窝的新骨重建。

二、目的

牙拔除后拔牙窝自然愈合过程中，因牙槽骨的改建可导致牙槽骨的高度和宽度发生不同程度的丧失（图 8-1），临床上可能出现以下情况：①牙槽骨的吸收导致骨量不足无法满足种植条件（图 8-2）；②颊侧软组织凹陷，导致修复后造成食物堆积，继而引起牙龈炎症（图 8-3）；③骨高度和角化龈不足给活动义齿修复带来一定的困难（图 8-4）；④正畸患者拔牙后由于骨吸收引起骨量不足，最终导致正畸后牙龈出现内陷（图 8-5）。

拔牙位点保存术的优势：①通过植入骨粉模拟牙根的解剖学占位，保持对牙槽嵴最低限度的生理性刺激，防止拔牙后牙槽嵴废用性吸收，进而防止龈乳头的萎缩；②在拔牙同期进行骨移植手术可在一定程度上恢复牙槽骨的高度，为后期义齿修复、美学修复和种植创造必要条件，避免或减少种植时的骨增量，使种植位置更为理想，并能够提高义齿修复的稳定性、美观及咀嚼效率；③对于重度牙周炎而不能保留的患牙，及时拔除并行拔牙位点保存术能有效保护邻牙的牙槽骨高度。

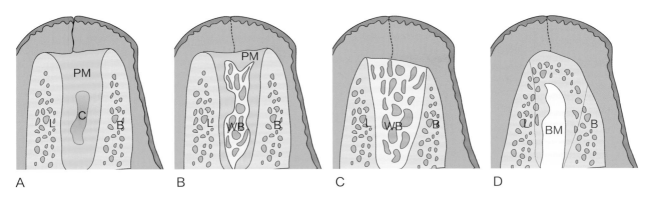

图 8-1 拔牙创的生理性愈合伴随骨丧失

B：颊侧骨壁；L：舌侧骨壁；C：血凝块；PM：基质；WB：编织骨；BM：骨髓

A. 拔牙后 1 周，拔牙窝内可见大量基质，拔牙窝中央可见血凝块　B. 拔牙后 2 周，拔牙窝两侧及根尖区可见大量编织骨　C. 拔牙后 4 周，拔牙窝主要由新生成的编织骨充填，颊侧牙槽嵴束状骨吸收，部分编织骨替代　D. 拔牙后 8 周，拔牙窝被编织骨和骨小梁构成的硬组织封闭

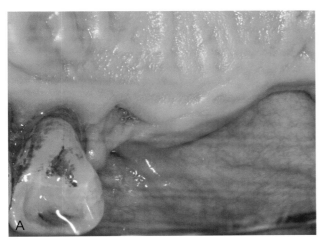
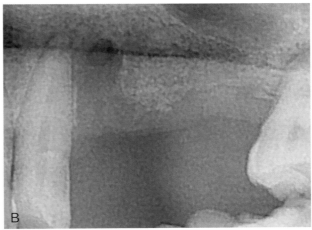

图 8-2　23 拔牙创自然愈合 3 个月后拔牙窝成骨不良

A. 口内像　B. X 线片

图 8-3　46 拔牙创的自然
愈合（缺牙区颊侧软组织
凹陷）

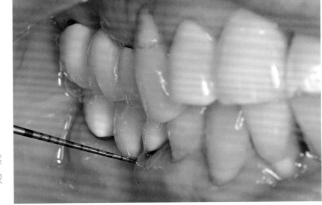

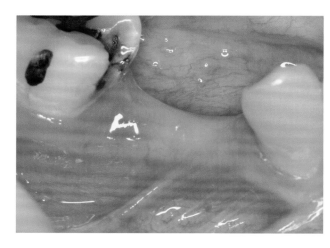

图 8-4　37 拔牙创的自然愈合
（缺牙区附着龈过窄）

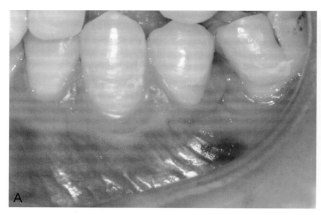

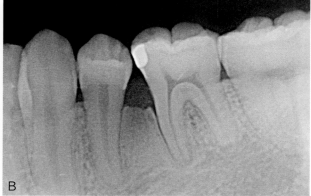

图 8-5　35 拔牙创的自然愈合（由于骨吸收引起骨量不足最终导致正畸后牙龈内陷）
A. 口内像　B. X 线片

三、适应证

以下需要拔除的患牙，可在拔牙即刻或拔牙后 1 个月内行拔牙位点保存术。

1. 严重的龋病　因龋坏不能保留的牙，包括牙冠严重破坏已不能修复，牙根及牙周情况不适合做桩冠或覆盖义齿等（图 8-6）。

2. 严重牙周病　重度牙周病，牙槽骨吸收超过根长的 2/3，牙松动已达Ⅲ度，牙周反复溢脓，影响咀嚼功能者（图 8-7）。

3. 严重的牙周-牙髓联合病变　严重的牙周-牙髓联合病变导致牙槽骨严重吸收，牙髓病变无法控制，已不能用根管治疗、根尖手术、牙周手术或牙再植术等方法保留者（图 8-8）。

4. 牙外伤　冠折达龈下过深，导致临床冠根比大于或等于 1，无法利用牙根进行修复者；牙根纵折或横折，无法保留患牙者（图 8-9）。

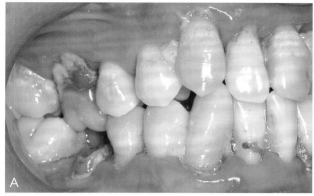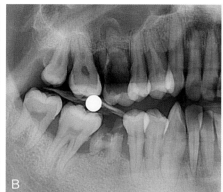

图 8-6　16严重龋坏
A. 口内像　B. X 线片

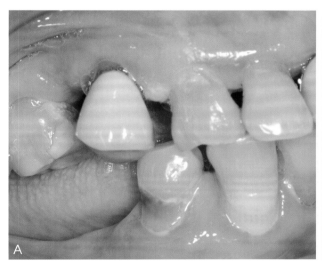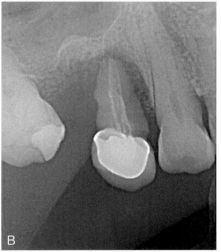

图 8-7　14 松动Ⅲ度（Ⅳ期 C 级牙周炎）
A. 口内像　B. X 线片

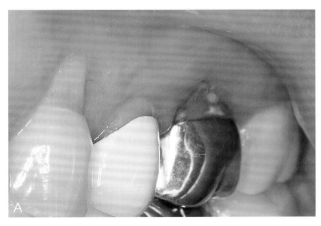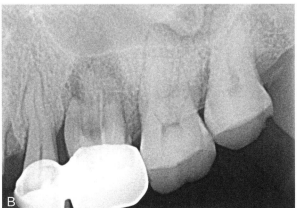

图 8-8　26 牙周-牙髓联合病变
A. 口内像　B. X 线片

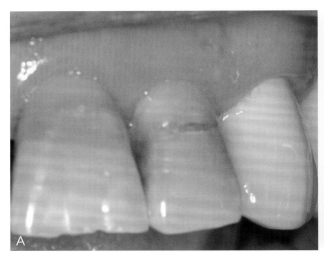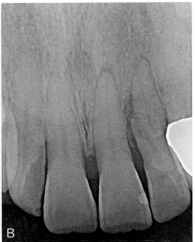

图 8-9　22 根折

A. 口内像　B. X 线片

四、禁忌证

1. 有急性炎症的牙。
2. 存在局部或全身牙周手术禁忌证。

五、术前准备及手术步骤

（一）术前准备

除常规的术前检查外，还应特别记录以下内容：

1. **患牙检查**　是否有炎症、瘘孔、溢脓，探诊深度及松动度和角化龈宽度。

2. **辅助检查**　拍 X 线片检查术区骨缺损情况，有无骨间隔，与邻牙、上颌窦及下颌管的关系。

签署牙周手术知情同意书，术前应再次确认患牙是否需要拔牙及牙位。准备拔牙位点保存术手术器械包括口镜、牙周探针、尖探针、口腔麻醉注射器、拉钩、刀柄和刀片（11#、12#、15C#）、骨膜分离器、高速涡轮手机和车针、微创拔牙挺、微创拔牙钳、带齿外科刮匙、无齿外科刮匙、骨锉、骨凿、组织剪、组织镊、止血钳、5ml 注射器、骨粉输送器、骨粉碗、口腔科镊、持针钳、可吸收（不可吸收）缝线（4-0/5-0）、线剪等（图 8-10）。

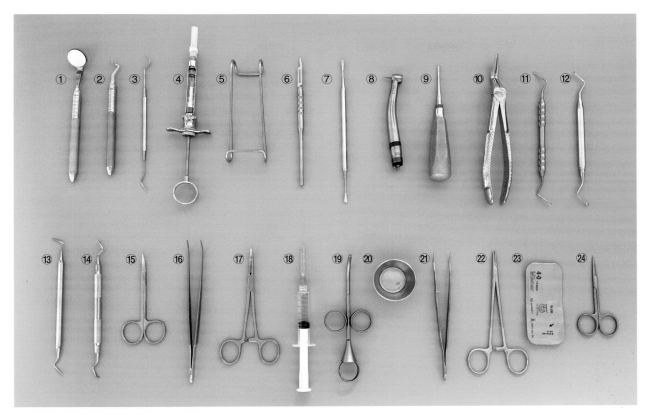

图 8-10 拔牙位点保存术手术器械包

①口镜；②牙周探针；③尖探针；④口腔麻醉注射器；⑤拉钩；⑥刀柄和刀片；⑦骨膜分离器；⑧高速涡轮手机和车针；⑨微创拔牙挺；⑩微创拔牙钳；⑪带齿外科刮匙；⑫无齿外科刮匙；⑬骨锉；⑭骨凿；⑮组织剪；⑯组织镊；⑰止血钳；⑱5mL 注射器；⑲骨粉输送器；⑳骨粉碗；㉑口腔科镊；㉒持针钳；㉓4-0 可吸收缝线；㉔线剪

（二）手术过程

拔牙位点保存术通常包括消毒与麻醉、切开翻瓣、微创拔除患牙、清创、植入骨粉、放置屏障骨膜和缝合 7 个步骤。

1. **消毒与麻醉** 术前患者用 0.12% 氯己定液含漱 1 分钟，常规口内、口外消毒，铺巾，术区阿替卡因肾上腺素注射液局部麻醉。

2. **切口与翻瓣** 使用 11#、12# 或 15C# 刀片，围绕患牙外形行沟内切口，也可距龈缘 0.5~1.0mm 处行内斜切口，斜向根面并切至牙槽骨嵴顶，尽可能切断牙周膜（图 8-11）。

3. **微创拔牙** 前牙区唇侧牙槽嵴高度的保留对将来义齿的美学修复尤为重要，因此拔除过程中要避免损伤唇侧骨壁。微创拔牙时需使用微创拔牙刀离断牙周膜（图 8-12），对于牙体完整的患牙，微创拔牙钳能够夹持牢固，可使用微创拔牙钳拔除。若为残冠、残根，微创拔牙钳无法夹持，需用微创拔牙挺挺松后拔除，因前牙唇侧骨壁较薄，可选择近、远中轴角处的牙槽骨作为楔入点，将牙挺插入牙周间隙，使用持续楔力和轻微的旋转动作让刃部进入牙槽窝，牙松动后用牙钳以垂直方向的力将牙拔除，注意不要颊舌向或近远中向晃动。

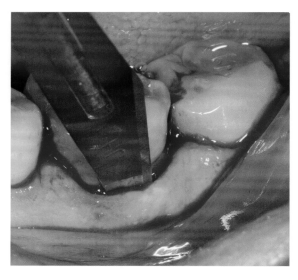

图 8-11　沟内切口

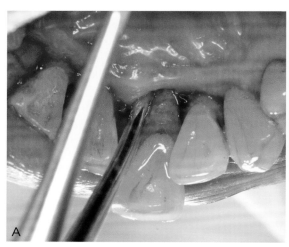
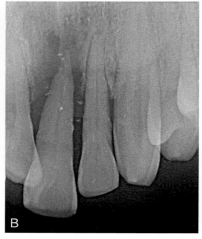
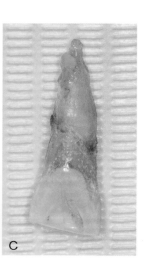

图 8-12　前牙微创拔牙
A. 口内像　B. X 线片　C. 拔除的患牙

　　对于磨牙，由于其牙根较多，存在根分叉，在未松动的情况下，整体拔除往往困难，需要用高速涡轮手机分牙后拔除，分牙深度应达到根分叉处，分牙后将牙挺插入沟槽底部，用牙挺分次拔除，尽量避免损伤牙槽间隔（图 8-13）。

　　此外，可以使用超声骨刀进行微创拔牙。对于重度牙周炎患牙，应用手术刀片切断粘连的炎性组织。

　　4. 清创　建议在显微镜或头戴式放大镜的辅助下，用锋利的刮匙充分清创，彻底搔刮拔牙窝，避免有牙石、牙片以及炎性肉芽组织的残留，并用无菌生理盐水冲洗检查是否清理干净（图 8-14）。对于上颌后牙区应注意是否邻近上颌窦，尤其要区别上颌窦炎与根尖病变；对于下颌后牙区应注意是否邻近下颌管，如患牙有根尖周囊肿，应尽量整体刮除。

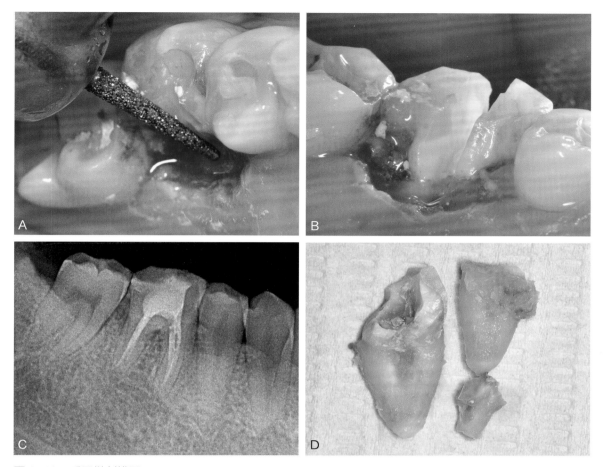

图 8-13 后牙微创拔牙

A. 口内像　B. 分牙　C. X 线片　D. 拔除的患牙

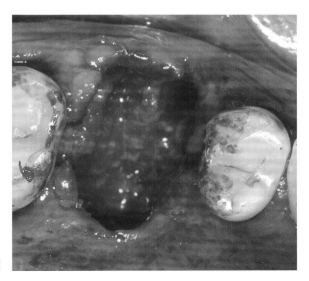

图 8-14 清创

5. 骨或骨替代品的植入 将骨移植物与血液混合至细砂状，使用骨粉输送器或挖匙将骨移植物植入拔牙窝内，平齐或略高于拔牙窝即可（图 8-15）。

6. 屏障膜的放置 根据骨缺损的形态，适当修剪屏障膜，屏障膜应将骨缺损全部覆盖，并至少超过骨缺损边缘 2~3mm（图 8-16），必要时也可以采用先放膜后植骨的方法，有利于骨粉的植入和屏障膜的稳定。

7. 拔牙创的封闭与缝合 创口关闭的首要原则是无张力对合，为了达到此目的，使用改良垂直褥式缝合或连续缝合，严密关闭创口，防止骨移植物或屏障膜的暴露。如牙龈缺损较大可以在唇侧或颊侧使用 15C# 刀片充分减张，或者制作角形瓣或梯形瓣，冠向复位缝合；也可以取腭侧瓣覆盖、游离龈移植、可吸收性明胶海绵、Mucograft 或龈片组织及 PRF 等替代物覆盖，连续缝合（图 8-17）。

8. 术后护理 同引导组织再生术（详见第七章）。

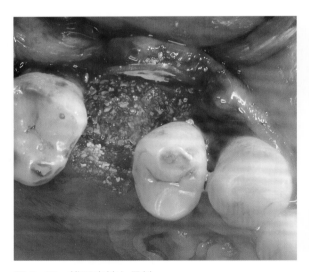

图 8-15 拔牙窝植入骨粉

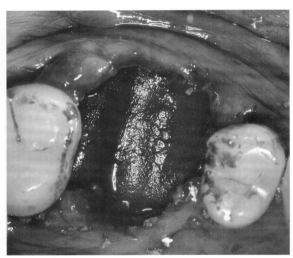

图 8-16 拔牙窝覆盖屏障膜，将骨缺损全部覆盖

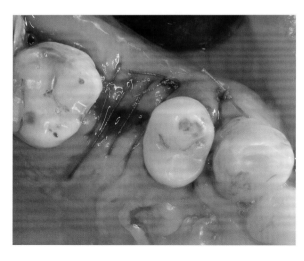

图 8-17 连续缝合

六、术后并发症及处理

1. 术后感染 拔牙位点保存术最常见的并发症为术后感染，可表现为创口水肿、创面愈合不良（图8-18），主要与术后口腔卫生维护不佳或拔牙创内有异物残留如牙石、牙片、骨片等或炎性肉芽组织有关。

处理方式：3% 过氧化氢液冲洗，盐酸米诺环素软膏外用，建议口服抗生素1周。若有异物残留则需行探查术。

2. 术后出血 有局部因素和全身因素两方面原因，局部因素主要有软组织撕裂、牙槽窝内残留炎性肉芽组织；全身因素主要有凝血机制异常、高血压等。

处理方式：对于局部因素引起的术后出血，应局部压迫止血，如有必要可局麻下彻底搔刮拔牙窝再次缝合；对于全身因素引起的术后出血，应以预防为主，如患者有血液系统疾病，应与专科医师会诊，制订诊疗方案。

3. 术后肿胀 若创伤较大，术后肿胀的可能性会增加，一般发生在术后 12~24 小时，3~5 天内逐渐消退。

处理方式：术后 24 小时内间断性冰敷，24 小时后开始间断性热敷，同时注意口腔卫生，控制炎症。

4. 屏障膜或骨粉的暴露 主要是骨粉植入过多或非严密缝合导致，此外，屏障膜的暴露与膜的修剪也有一定关系，屏障膜修剪时要求四周圆钝，避免有锐角存在。文献报道不可吸收性膜暴露后，创口难以愈合，而可吸收性膜暴露后，创口可以愈合，少量可吸收性膜的暴露不会影响手术的成功（图8-19）。

处理方式：可以随诊观察或去上皮后再次严密缝合，严重者需要将屏障膜取出。

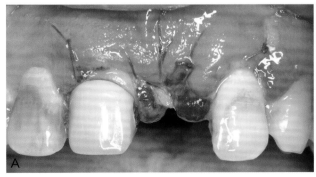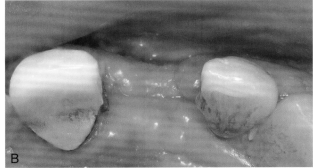

图 8-18 21 行拔牙位点保存术
A. 术后 2 周出现感染　B. 感染处理后 2 周

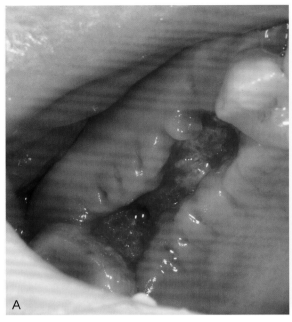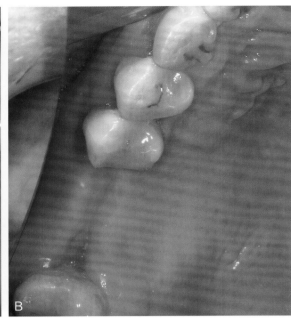

图 8-19 26、27 行拔牙位点保存术
A. 术后 2 周 B. 术后 1 个月

5. 植骨失败或未达到完全的骨充盈 与患者的自身条件、医师的临床操作技能有着密切的关系，如有骨质疏松症的患者术后成骨效果较差，或者医师术中植入骨粉过少，屏障膜未完全覆盖骨缺损。

处理方式：种植过程中可再次植骨，或选择其他的修复方式。

七、术式选择

1. 骨缺损类型与术式选择 针对不同拔牙窝骨缺损的类型，学者提出了相应的拔牙位点保存术的术式选择，尤其适用于前牙美学区（表 8-1，图 8-20）。

表 8-1 不同拔牙窝骨缺损类型的拔牙位点保存术的术式选择

拔牙窝骨缺损类型及骨缺损形态	术式选择
类型Ⅰ：颊侧及舌侧骨壁完整，软组织完好	仅植入骨粉或仅放置屏障膜或两者结合
类型Ⅱ：颊侧骨壁缺损（如骨开窗或骨开裂）	植入骨粉放置屏障膜
类型Ⅲ：颊侧及邻面垂直型骨缺损	条件允许时可考虑拔牙前行正畸牵引

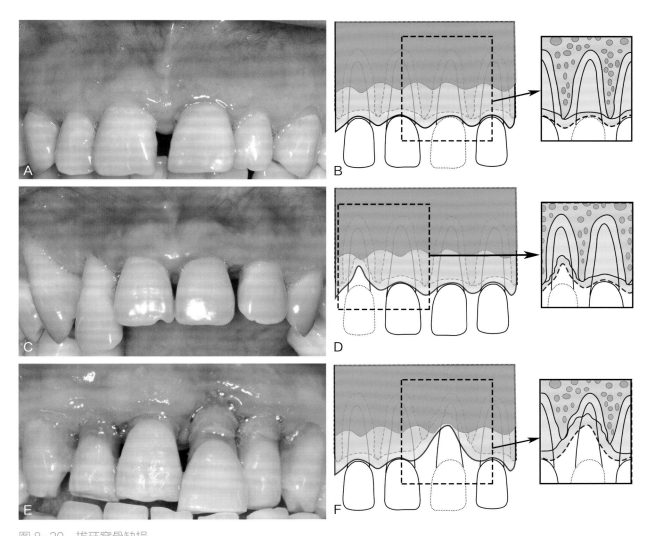

图 8-20　拔牙窝骨缺损

A. 类型Ⅰ口内像　B. 类型Ⅰ模式图　C. 类型Ⅱ口内像　D. 类型Ⅱ模式图　E. 类型Ⅲ口内像　F. 类型Ⅲ模式图

2. 拔牙位点保存术与帐篷钉技术联合应用　罹患重度牙周炎的患牙几乎均存在单个骨壁或多个骨壁的严重缺失，限制了拔牙位点保存术的骨增量效果。帐篷钉技术是近来应用的一种新技术，将钛钉的一部分植入到尚存的牙槽骨中形成"帐篷杆"，可有效地防止屏障膜的塌陷和软组织收缩，为骨再生提供空间。拔牙位点保存术结合帐篷钉技术联合应用可有效提高骨增量效果。术中应注意以下几点：①根据骨缺损范围选择合适的帐篷钉数量，一般每个牙位植入 1~3 个帐篷钉；②帐篷钉植入深度一般在 3mm 以上，以保证其稳定性；③植入后帐篷钉顶端距牙槽嵴顶不超过 5mm，以免造成创口裂开；④帐篷钉植入时要避开重要的解剖结构，如上颌窦、下颌神经管等；⑤应采取一定措施实现创口的封闭（图 8-21）。

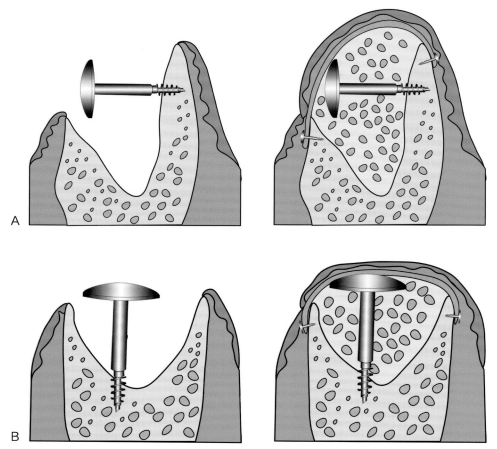

图 8-21　拔牙位点保存术结合帐篷钉技术（模式图）
A. 水平骨增量　B. 垂直骨增量

八、种植时机的选择

Nicholas Caplanis 在 2005 年提出了拔牙术后骨缺损评估（extraction defect sounding，EDS）分类，此分类描述了牙拔除后、愈合过程中及牙槽骨重建时软硬组织的状况，并根据此分类提供了拔牙位点保存术和种植修复时机指南，以达到理想的软组织效果（表 8-2，图 8-22）。

关于拔牙位点种植时机的分类，根据不同的临床指征，有以下 4 种治疗方案。临床医师必须尽可能把握时机，减少牙槽骨萎缩（表 8-3）。

表 8-2　拔牙位点保存术和种植修复时机的选择

骨组织缺损类型	特点及治疗方案						
	总评价	缺损袋壁	生物型	硬组织缺损	未来修复体颈部边缘与牙槽骨边缘的距离	理想软组织效果	推荐的治疗方案
EDS-1	未受损	0	厚	0mm	0~3mm	可预测	行即刻种植（一步法）①
EDS-2	未受损或轻中度受损	0~1	薄或厚	0~2mm	3~5mm	可达到但不可预测	行位点保存术或即刻种植（一步或两步法）
EDS-3	中度受损	1~2	薄或厚	3~5mm	6~8mm	轻度妥协	行位点保存术后种植（两步法）②
EDS-4	严重受损	2~3	薄或厚	≥6mm	≥9mm	妥协	行位点保存再经位点重建后种植（三步）③

注：① 一步法：拔牙位点保存术同期即刻种植。

　　② 两步法：拔牙位点保存术后 3~6 个月种植修复。

　　③ 三步法：拔牙位点保存，3 个月后位点重建，术后 3~6 个月种植修复。

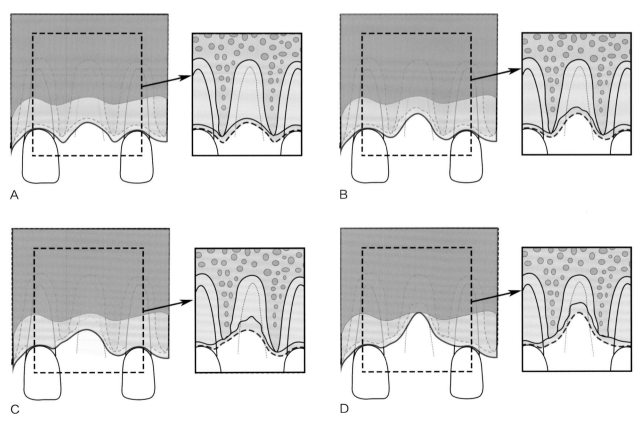

图 8-22　EDS 分类（模式图）

A. EDS-1　B. EDS-2　C. EDS-3　D. EDS-4

表8-3 种植时机选择的临床考量

种植时机	临床考量		
	适用范围	优点	缺点
Ⅰ期种植（即刻种植）	单根牙和美学风险为低风险，且临床条件理想：①患者健康，不吸烟；②低位唇线，厚龈生物型，唇侧骨壁厚度大于1mm；③拔牙位点无急性感染以及邻面牙槽嵴高度良好、种植体初期稳定性好等	①缩短了整个治疗周期；②在种植体植入时局部有最多的可用骨量	即刻种植有高美学并发症风险，尤其是发生唇侧黏膜退缩
Ⅱ期种植（软组织愈合的早期种植）	广泛应用，尤其是在美学区以及上、下颌前磨牙位点，适用于牙槽骨壁薄或有缺损，可获得种植体初期稳定的情况	①易获得无张力的初期窗口关闭；②增加了种植位点的角化黏膜量；③彻底消除拔牙窝急慢性感染	增加了手术次数
Ⅲ期种植（部分骨愈合的早期种植）	Ⅰ期或Ⅱ期种植预期不能获得种植体初始稳定性的情况	可以获得种植体初期稳定性	增加了手术次数及延长了治疗时间
Ⅳ期种植（完全骨愈合的延期种植）	极少应用，适用于根尖周存在大面积的骨缺损（例如大的根尖周囊肿）	种植体植入后能够获得充足的稳定性	唇侧牙槽潜在的萎缩

因此，在拔牙位点保存术前应注意菌斑控制，嘱患者戒烟；术中应注意微创拔牙、彻底清创，选择合适的骨移植材料和屏障膜，严密缝合；术后应注意菌斑控制、防止感染、避免不利因素，这样才能获得理想的治疗效果。

九、术中需要注意的问题

1. **彻底去除肉芽组织**　术前应进行详细的问诊和检查，对牙根周围感染重，根尖有阴影及有窦道的牙位应特别注意将肉芽组织完全去除，拔牙窝清创后可用生理盐水冲洗，观察是否有棉絮样物，用挖匙检查骨壁是否坚硬，以此判断肉芽组织是否彻底清除，推荐在显微镜下操作，上颌后牙应注意不要累及上颌窦，下颌后牙应注意不要伤及下颌管。

2. **骨粉的选择**　自体骨是骨移植的金标准，由于其不可预期的吸收、供区并发症和骨量有限的特点，应用有限；同种异体移植物脱钙冻干骨（DFDBA）、低密度羟基磷灰石（HA）以及磷酸三钙（TCP），由于其吸收速率较快，一般在术后3~6个月即可吸收，维持牙槽嵴外形的作用较弱，因此适用于短时间内需行种植的拔牙位点；无机小牛骨基质（ABM）、可吸收磷酸钙陶瓷以及大孔隙生物活性陶瓷，吸收速率较慢并可维持牙槽嵴外形，因此被广泛应用于种植手术；人工合成羟基磷灰石（HA）、生物活性玻璃（BG）以及多孔聚甲基丙烯酸甲酯，具有较高的弹性模量和较低的引导能力，在短时期内不足以形成较好的骨质，因此多用于需要长时间维持牙槽骨外形的情况。

3. **骨或骨替代品的植入**　注意植入的量要适当，平齐或略高于拔牙窝即可，否则软组织瓣复位困难，会影响术后软组织愈合。

4. **屏障膜的选择**　选择合适的生物材料对拔牙位点保存术起着重要作用。目前临床上主要使用可吸收性生物膜（Bio-Gide）和 Mucograft，其具有亲水性，利于操作，并且可在几周内吸收，无需二次手术取出。若愈合期软组织裂开，胶原膜较少发生局部感染，但可吸收性膜存在一定程度的机械性能不佳，因此需要支持材料（如块状或颗粒状自体骨、骨填充材料）来避免膜的塌陷。不可吸收性膜主要包括 e-多聚四氟乙烯（ePTFE）和钛膜，因其需要二次手术取出，发生膜暴露等并发症的风险高，因此在拔牙位点保存术中不常规使用，仅用于垂直向牙槽嵴增量。

5. **屏障膜的放置**　放置屏障膜时要注意膜的方向，避免折叠，避免膜向骨缺损范围内塌陷，给具有形成新附着能力的组织提供生长空间，必要时可以放置双层膜以保证膜的稳定性。固位不佳的可用膜钉固位，大面积植骨者可以使用不可吸收性膜。

6. **软组织瓣的复位缝合**　龈瓣应将骨移植物及屏障膜严密覆盖，防止植骨失败及术后感染。缝合时为了加强龈瓣的贴合，可配合使用改良水平褥式缝合或改良垂直褥式缝合。

十、手术要点

1. **患者因素**　全身因素如糖尿病、吸烟、牙周维护阶段的依从性差以及菌斑控制不佳、拔牙窝的骨缺损类型都会影响手术的疗效。

2. **材料因素**　骨移植物过早吸收或所使用的膜材料过早降解无法起到支架作用会影响新骨的形成。

3. **术者因素**　屏障膜大面积暴露，膜与骨面之间未能保持一定的间隙，术中没有去净肉芽组织和影响软组织愈合的上皮组织，均会影响手术的疗效。

（李　琛）

参考文献

1. 秦瑞峰，胡开进. 微创拔牙技术的应用. 中国实用口腔科杂志，2010，3（10）：592-596.

2. 宿玉成. 牙种植学的引导骨再生·20 年的进展. 2 版. 北京：人民军医出版社，2011.

3. AIMETTI M，FERRAROTTI F，MARIANI G M，et al. A novel flapless approach versus minimally invasive surgery in periodontal regeneration with enamel matrix derivative proteins：a 24-month randomized controlled clinical trial. Clinical oral investigations，2017，21（1）：327-337.

4. ARAÚJO M G，LINDHE J. Dimensional ridge alterations following tooth extraction. An experimental study in the dog. J Clin Periodontol，2005，32：212-218.

5. AVILA-ORTIZ G, ELANGOVAN S, KRAMER K W O, et al. Effect of alveolar ridge preservation after tooth extraction: a systematic review and meta-analysis. J. Dent Res, 2014, (93): 950-958.

6. AVILA-ORTIZ G, CHAMBRONE L, VIGNOLETTI F. Effect of alveolar ridge preservation interventions following tooth extraction: a systematic review and meta-analysis. J Clin Periodontol, 2019, 46 (21): 195-223.

7. CANELLAS J V D S, RITTO F G, FIGUEREDO C M D S, et al. Histomorphometric evaluation of different grafting materials used for alveolar ridge preservation: a systematic review and network meta-analysis. Int J Oral Maxillofac Surg, 2019, (10): 1-14.

8. JUODZBALYS G, STUMBRAS A, GOYUSHOV S, et al. Morphological classification of extraction sockets and clinical decision tree for socket preservation/augmentation after tooth extraction: a Systematic Review. J Oral Maxillofac Res, 2019, 10: e3.

9. KALSI A S, KALSI J S, BASSI S. Alveolar ridge preservation: why, when and how. Br Dent J, 2019, 227: 264-274.

10. CAPLANIS N, LOZADA J L, KAN J Y. Extraction defect assessment, classification, and management. J Calif Dent Assoc, 2005, 11 (33): 853-863.

11. WANG R E, LANG N P. Ridge preservation after tooth extraction. Clin Oral Implants Res, 2012, (6): 147-156.

12. ZUCCHELLI G, SHARMA P, MOUNSSIF I. Esthetics in periodontics and implantology. Periodontol, 2000, 2018, (7) 7: 7-18.

第九章
根分叉病变的
手术治疗

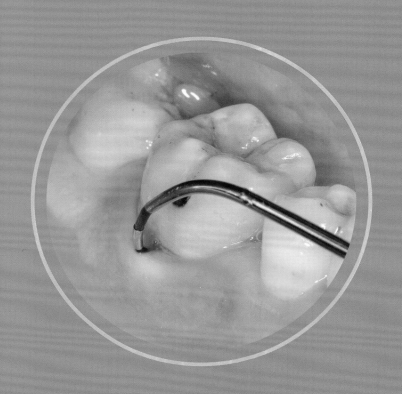

根分叉病变（furcation involvement）是指牙周炎的病变和破坏累及到多根牙的根分叉区，在根分叉部位出现牙周袋、附着丧失以及牙槽骨吸收。牙周破坏累及根分叉区后，牙根复杂的形态、多样性的显微结构都促进了病变的进展。治疗器械难以充分进入，使根分叉区域致病微生物群持续存在，对牙周治疗的成功提出了巨大挑战。

1. **手术原理**　根分叉区的解剖结构特殊，治疗器械难以充分进入，龈上洁治术和龈下刮治术很难彻底去除该部位的牙石和菌斑，进行长期有效的菌斑控制则更加困难，因此往往需要进行牙周手术治疗。

2. **手术目的**

（1）理想目标：在根分叉区形成组织再生，建立新附着，使根分叉病变完全愈合。

（2）次级目标

1）尽可能彻底地进行牙周袋内清创，去除根分叉部位的菌斑和牙石，尤其要注意根面凹沟、根分叉顶部等"死角"，控制炎症。

2）形成一个利于患者自我菌斑控制、利于维护治疗的解剖外形，防止病变加重。

一、根分叉病变的分度

按照 Glickman（1958）和 Carranza & Takei（1990）的方法，将根分叉病变分为以下四度：

1. **Ⅰ度根分叉病变**　初期（早期）病变，牙周袋位于骨上，涉及软组织。可能存在轻微的根分叉区域骨质破坏（图9-1）。从牙周袋内能探到根分叉外形，尚不能水平探入根分叉内。

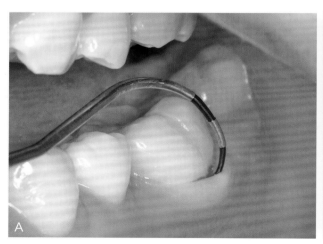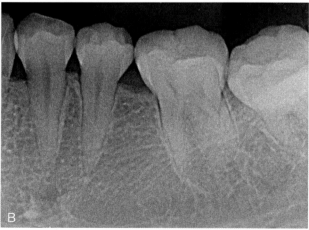

图9-1　Ⅰ度根分叉病变
A. 口内像　B. 根尖片

2. Ⅱ度根分叉病变　根分叉区域存在牙槽骨破坏，部分牙槽骨和牙周膜仍然完整，只允许探针部分穿透根分叉区，类似于"死胡同样"病变（图9-2）。

3. Ⅲ度根分叉病变　根分叉区牙槽骨完全缺失，探针能水平贯通根分叉区，根分叉的入口被牙龈组织覆盖（图9-3）。

4. Ⅳ度根分叉病变　病变穿通根分叉区，牙龈组织退向根尖，肉眼可见根分叉入口敞开（图9-4）。

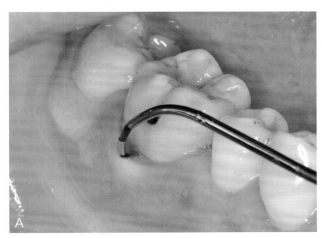
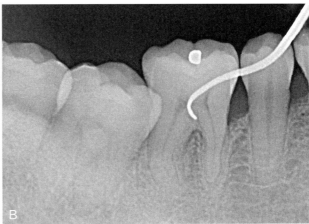

图9-2　Ⅱ度根分叉病变
A. 口内像　B. 根尖片

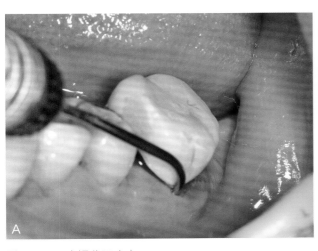
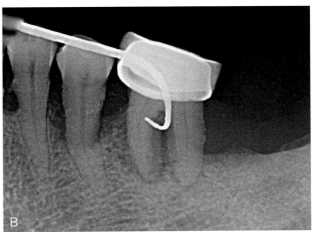

图9-3　Ⅲ度根分叉病变
A. 口内像　B. 根尖片

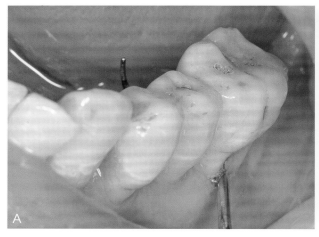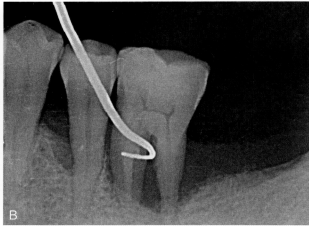

图 9-4　Ⅳ度根分叉病变
A. 口内像　B. 根尖片

二、Ⅰ度根分叉病变的手术治疗

1. 概论　Ⅰ度根分叉病变可施行翻瓣术或翻瓣术联合牙槽骨成形术。

2. 手术目的　使牙周袋变浅，并形成良好的牙龈外形，利于菌斑控制，实现牙周健康的长期稳定。

3. 适应证

（1）根分叉局部有深牙周袋（≥5mm），常规治疗无法消除局部深牙周袋者。

（2）牙槽骨隆突、外形不良者。

4. 术前检查及准备

（1）行完善的牙周基础治疗。

（2）患者菌斑控制良好，有菌斑的牙面数达总牙面数 20% 以下（图 9-5）。

（3）去除牙釉质突起、不良修复体或充填体等局部刺激因素（图 9-6）。

（4）消除咬合创伤。

（5）根分叉探针（图 9-7C）探诊根分叉水平探诊深度（图 9-7A），牙周探针（图 9-7D）探诊牙周袋垂直深度（图 9-7B）、附着丧失水平和附着龈宽度。

（6）X 线影像学检查根分叉入口的角度。

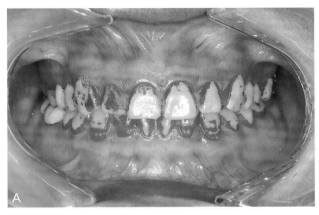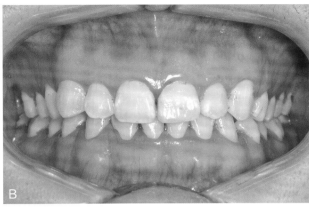

图 9-5　菌斑染色

A. 有菌斑的牙面数达 70%~80%，非手术适应证　B. 有菌斑的牙面数达 20% 以下

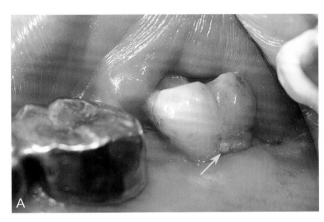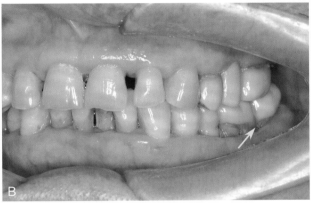

图 9-6　局部刺激因素

A. 牙釉质突起口内像　B. 不良修复体口内像

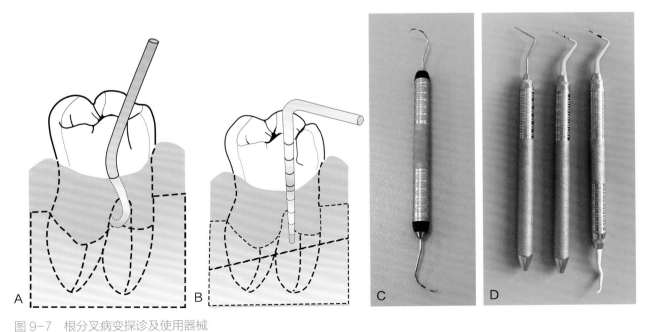

图 9-7　根分叉病变探诊及使用器械

A. 根分叉水平探诊模式图　B. 根分叉垂直探诊模式图　C. 根分叉探针　D. 牙周探针

5. 手术步骤

（1）术前交待，签署知情同意书。

（2）常规改良 Widman 翻瓣术：推荐信封式切口。利用 15C# 刀片或 11# 尖刀片做内斜切口及沟内切口，在近中侧和远中侧分别至少延伸一颗健康邻牙，也可在健康邻牙远离术区的轴角做辅助的垂直切口（详见第四章翻瓣术切口设计），充分暴露根分叉区（图 9-8）。

（3）检查根分叉入口的宽度（经典型 Gracey 刮治器工作尖宽度为 0.75mm）及分叉角度（图 9-9A、B），注意牙根朝向根分叉的一面是否有梨沟状凹陷（图 9-9C）。

（4）利用经典型 Gracey 刮治器（11/12 号或者 13/14 号）结合超声龈下工作尖（即细线器）去除局部菌斑、牙石，根分叉狭窄区也可使用改良型 Gracey mini five 刮治器（图 9-10）。

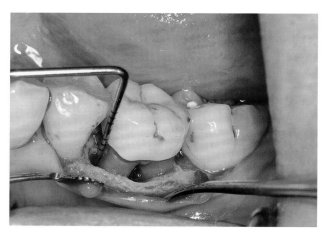

图 9-8　改良 Widman 翻瓣术暴露根分叉区

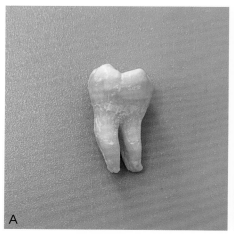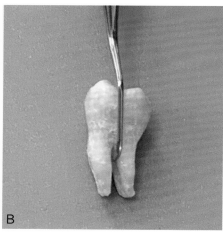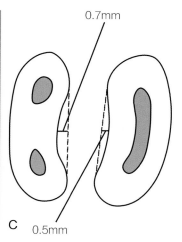

图 9-9　根分叉宽度与角度探查

A. 磨牙根分叉宽度与角度　B. 磨牙根分叉宽度与经典型 Gracey 刮治器工作尖宽度比较　C. 磨牙根分叉内的梨状沟凹陷

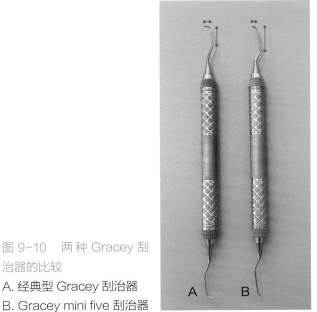

图 9-10 两种 Gracey 刮治器的比较

A. 经典型 Gracey 刮治器

B. Gracey mini five 刮治器

（5）确认是否已彻底去除牙釉质突起（图 9-11），可利用金刚砂车针去除牙釉质突起。

（6）检查牙槽骨外形，是否伴随易形成牙周袋的扶壁骨、骨隆突。可利用不同规格的高速球钻、骨钳（图 9-12A）修整牙槽骨外形，使其与波浪形牙龈外形相一致（图 9-12B~E）。

（7）组织剪刀修整龈瓣，大量生理盐水冲洗，压迫止血。

（8）龈瓣复位、缝合，放置牙周塞治剂。

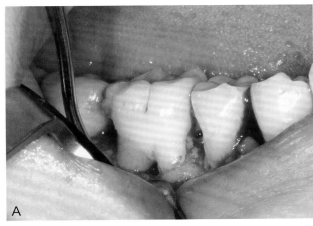

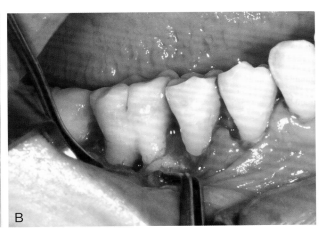

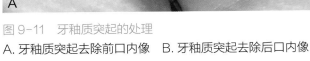

图 9-11 牙釉质突起的处理

A. 牙釉质突起去除前口内像　B. 牙釉质突起去除后口内像

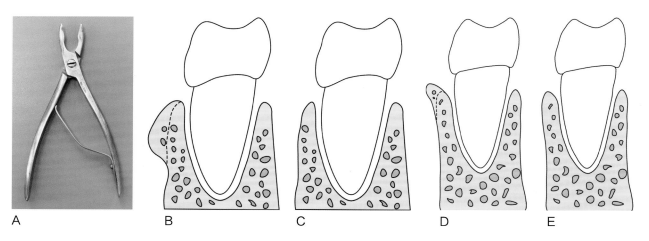

图 9-12　牙槽骨修整器械

A. 骨钳　B. 磨牙颊侧扶壁骨修整前（模式图）　C. 磨牙颊侧扶壁骨修整后（模式图）　D. 磨牙颊侧骨隆突修整前（模式图）　E. 磨牙颊侧骨隆突修整后（模式图）

6. 术后医嘱及手术并发症

（1）术后牙敏感，一般在数周后渐渐消失。

（2）术后牙松动度增加，约 4 周后可恢复至术前水平。

7. 手术要点

（1）严格的适应证选择。术中确认为 I 度根分叉病变，牙周袋位于骨上。

（2）根分叉顶部、正对髓室底位置易遗留残余牙石，根分叉角度小于 Gracey 刮治器工作尖宽度或者超声工作尖难以进入时，可用细金刚砂车针去除。

（3）局部牙槽骨外形不规则者，需行牙槽骨成形术。

（4）附着龈过窄者（<2mm）（图 9-13），可考虑根向复位瓣。

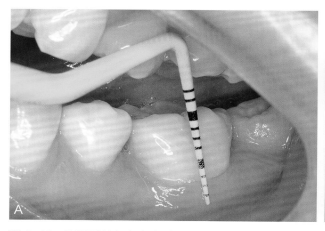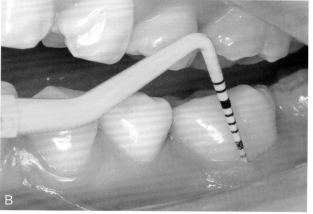

图 9-13　测量附着龈宽度（附着龈宽度=角化龈宽度－探诊深度）

A. 测量角化龈宽度 2.5mm　B. 测量探诊深度 2.0mm

三、Ⅱ度根分叉病变的手术治疗

下颌磨牙的Ⅱ度根分叉病变可考虑 GTR 术或者 GTR 联合植骨术，目标是建立新附着，形成牙周组织再生。多数研究报道此类手术治疗下颌Ⅱ度根分叉病变具有较好的疗效，而对于上颌Ⅱ度根分叉病变的治疗结果并不理想。

1. **手术目的**　改善根分叉状况，促进根分叉处组织再生，获得新附着，恢复局部牙槽骨缺损。

2. **适应证**

（1）下颌磨牙的Ⅱ度根分叉病变。

（2）上颌磨牙颊侧Ⅱ度根分叉病变。

3. **禁忌证**　翻瓣后牙龈不能充分覆盖根分叉入口处。

4. **术前检查及准备**

（1）局麻下骨探诊可精确测量骨轮廓，结合手术中测量能更好地诊断根分叉病变。

（2）其他同Ⅰ度根分叉病变。

5. **手术步骤**（图 9-14）

（1）术前如图 9-14A，行常规改良 Widman 翻瓣术。推荐信封式切口。利用 15C# 刀片或 11# 尖刀片做内斜切口及沟内切口，在近中和远中分别至少延伸一颗健康邻牙（详见第七章），充分暴露根分叉区。

（2）翻瓣后（图 9-14B），同Ⅰ度根分叉病变，利用经典型 Gracey 刮治器（11/12 号或者 13/14 号）结合超声龈下工作尖（即细线器）去除局部菌斑、牙石、病变区肉芽组织、牙釉质突起，彻底去除感染及局部促进牙周袋形成的因素，大量生理盐水冲洗。

（3）修整屏障膜，使其覆盖超过正常骨组织 2mm，利用骨粉输送器在根分叉骨缺损处植入骨粉，轻压骨粉（图 9-14C），覆盖屏障膜（图 9-14D），牙龈复位，缝合牙龈并固定生物膜（图 9-14E）。

6. **术后医嘱及手术并发症**　同Ⅰ度根分叉病变。

7. **手术要点**

（1）严格的适应证选择。下颌磨牙及上颌磨牙颊侧Ⅱ度根分叉病变是首选。

（2）牙形态对手术结果影响重大，可利用精修钻配合清理根分叉区。

（3）浅Ⅱ度根分叉病变（<3mm）手术治疗后常可保留多年；深Ⅱ度根分叉病变（>3mm）治疗后通常不能完全封闭根分叉。

（4）牙形态修整时要预防牙敏感和根面龋形成。

（5）龈瓣复位时要完全覆盖根分叉处，并严密缝合。

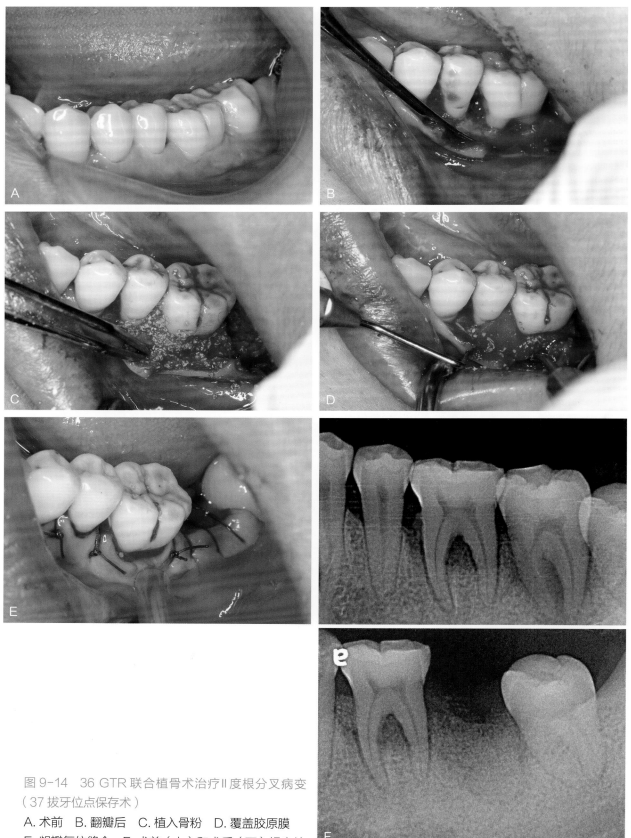

图 9-14　36 GTR 联合植骨术治疗Ⅱ度根分叉病变
（37 拔牙位点保存术）

A. 术前　B. 翻瓣后　C. 植入骨粉　D. 覆盖胶原膜
E. 龈瓣复位缝合　F. 术前（上）和术后（下）根尖片

四、Ⅲ度或Ⅳ度根分叉病变的手术治疗

再生性手术对下颌Ⅲ度根分叉病变的治疗结果并不理想。Ⅲ度或Ⅳ度根分叉病变常采用截根术、半牙切除术和分根术进行治疗，或者考虑牙拔除术。由于种植术的普及，临床进行半牙切除术、分根术较少。下面主要介绍截根术。

截根术是指将多根牙中根分叉病变破坏最严重的一个牙根截除，达到消除根分叉病变，保留牙冠和相对健康的牙根继续行使功能。

1. 截根术手术目的　消除根分叉病变，保留牙冠和相对健康的牙根以行使功能。

2. 适应证

（1）多根牙的一个根牙周组织破坏严重（常多见于上颌磨牙），有Ⅲ度或Ⅳ度根分叉病变，而其余牙根病情较轻，牙松动不明显者（图9-15A）。

（2）磨牙的一个根发生纵裂或横折，而其他牙根完好者（图9-15B）。

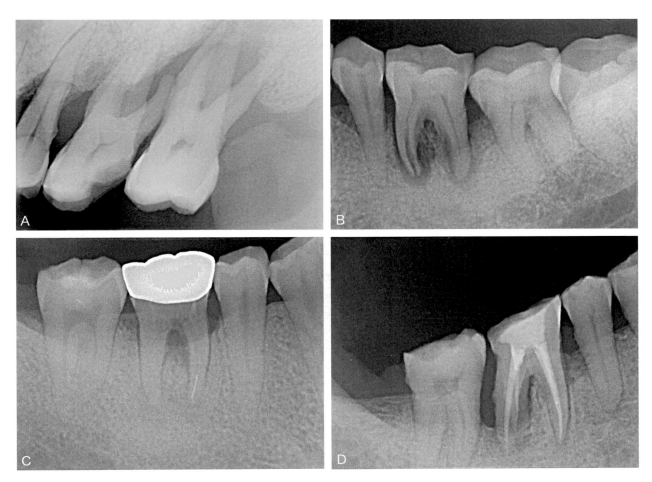

图9-15　截根术的适应证
A. 根尖片示26远中颊根牙周组织破坏严重，余根病情较轻　B. 根尖片示36近中根纵折（吕游医师提供）　C. 根尖片示46近中根根尖器械分离（于雅琼医师提供）　D. 根尖片示46牙周-牙髓联合病变，远中根明显受累

（3）磨牙的一个根有严重的根尖病变，根管不通畅，或者器械分离不能取出，而根管治疗未获得良好效果，影响根尖病变愈合者（图9-15C）。

（4）牙周-牙髓联合病变，其中一个根牙周破坏显著，患牙可行完善的根管治疗者（图9-15D）。

（5）牙间隙刷能进入根分叉区者。

3. 禁忌证

（1）菌斑控制不合格者，截根术后通常牙周组织破坏继续进展，导致手术失败，患牙无法保留。

（2）拟保留的牙根过短或弯曲，不足以支持牙咬合。

（3）根柱长、根分叉接近根尖区。

（4）根分叉角度小，甚至牙根融合。

（5）拟保留牙根周骨组织量少（不足根长2/3）。

（6）牙松动度超过Ⅱ度。

4. 截根术术前检查及准备

（1）行完善的根管治疗。

（2）调𬌗以减轻患牙负担，可缩减牙冠的颊舌径。

（3）患者已掌握正确的菌斑控制方法，有菌斑的牙面数达总牙面数20%以下。

（4）检查牙根的长度和形态、根柱长度、根分叉角度（牙间隙刷能进入根分叉区），有无牙根融合，拟保留牙根周骨组织量及松动度。

5. 截根术手术步骤

（1）利用15C# 刀片或11# 尖刀片做内斜切口（或者内斜切口结合垂直切口），翻全厚瓣（图9-16A）充分暴露根分叉区，利用刮治器清除牙石、菌斑，组织剪刀去除肉芽组织。

（2）利用高速金刚砂车针在根分叉水平处截根，并取出，断面外形修整成流线型斜面，消除根分叉处的倒凹（图9-16B~D）。

（3）断面根管口银汞合金或MTA倒充填。

（4）根分叉深部及牙槽窝内彻底清创，利用挖匙或刮治器去除肉芽组织，必要时修整不规则牙槽骨外形。

（5）生理盐水大量冲洗，龈瓣复位、覆盖截根区创面，缝合。放置牙周塞治剂。

6. 截根术术后医嘱及并发症

（1）术后患牙明显松动，勿用患牙咀嚼，3~4周后可恢复术前稳固度。

（2）保留牙根的牙周破坏继续加重。

（3）根折：术前未调𬌗，或根管壁过薄，根管有内吸收等易导致根折。

7. 手术要点

（1）勿在保留根面形成倒凹，以利于后期的局部清洁。

（2）根管治疗时，扩大拟截除牙根的根管口，从髓腔内充填银汞合金或MTA，节省倒充填时间。

（3）如翻瓣术中临时发现需行截根术，可先截除重度受累的牙根，氢氧化钙糊剂直接盖髓充填

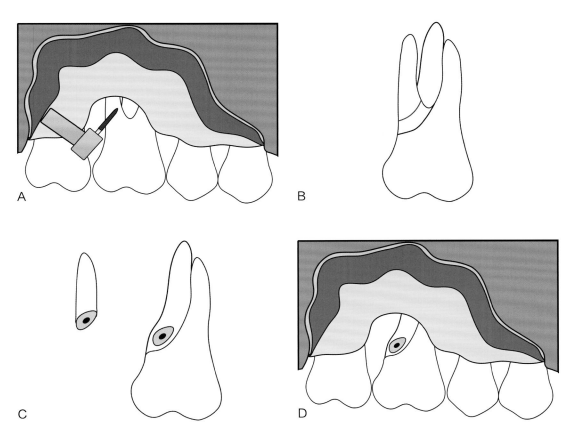

图 9-16　截根术（模式图）
A. 翻瓣暴露根分叉，高速涡轮手机截除患根　B. 患根截除部位（蓝色线）及修整部位（黑色线）
C. 截根后，断面修整成流线型　D. 修整后的截断面

后，定期复查牙髓状态。有牙髓症状时再做根管治疗。

（4）避免根管治疗造成根管壁过薄，预防术后根折。

五、根分叉病变的患牙拔除

评估根分叉病变预后不良者，可考虑拔除患牙。拔牙同期（或延期，即拔牙后 1 个月）可施行拔牙位点保存术，后期完成种植修复，亦可考虑拔牙同期施行即刻种植以修复缺失牙。

1. 根分叉病变患牙考虑拔除时，需根据根分叉病变部位和程度分别考虑。

（1）前磨牙：前磨牙的根分叉位置多靠近根尖 1/3 处，如出现根分叉病变，通常牙周病情严重，预后差，建议拔除。

（2）下颌磨牙：下颌磨牙根分叉病变Ⅱ度及以上，且患牙松动Ⅲ度，建议拔除。

（3）上颌磨牙：上颌磨牙近中和远中根分叉病变Ⅱ度及以上，且松动Ⅲ度，建议拔除；上颌磨牙颊侧与近中和远中均存在Ⅲ度根分叉病变，建议拔除；颊侧和一侧邻面存在Ⅲ度根分叉病变，且患牙松动Ⅲ度，建议拔除。

2. 拔牙同期或延期（拔牙后1个月）施行拔牙位点保存术（详见第八章）。

3. 拔牙同期施行即刻种植，或者延期种植修复（详见第十三章）。

（张冬梅）

参考文献

1. 孟焕新. 牙周病学. 5版. 北京：人民卫生出版社，2020.

2. AL-SHAMMARI K F, KAZOR C E, WANG H L. Molar root anatomy and management of furcation defects. J Clin Periodontol，2001，28（8）：730-740.

3. BALUSUBRAMANYA K V, RAMA R, GOVINDARAJ S J. Clinical and radiological evaluation of human osseous defects（mandibular grade ii furcation involvement）treated with bioresorbable membrane：vicryl mesh. J Contemp Dent Pract，2012，13（6）：806-811.

4. BOWERS G M, SCHALLHORN R G, MC CLAINcClain P K, et al. Factors influencing the outcome of regenerative therapy in mandibular Class Ⅱ furcations：part Ⅰ. J Periodontol，2003，74（9）：1255-1268.

5. CATTABRIGA M, PEDRAZZOLI V, WILSON JR T G. The conservative approach in the treatment of furcation lesions. Periodontol 2000，2000，22：133-153.

6. LEE K L, CORBET E F, LEUNG W K. Survival of molar teeth after resective periodontal therapy—a retrospective study. Clin Periodontol，2012，39（9）：850-860.

7. MÜLLER H P, EGER T. Furcation diagnosis. J Clin Periodontol，1999，26（8）：485-498.

8. PARASHIS A O, ANAGNOU-VARELTZIDES A, DEMETRIOU N. Calculus removal from multirooted teeth with and without surgical access. Ⅱ. Comparison between external and furcation surfaces and effect of furcation entrance width. J Clin Periodontol，1993，20（4）：294-298.

第十章
牙周整形手术

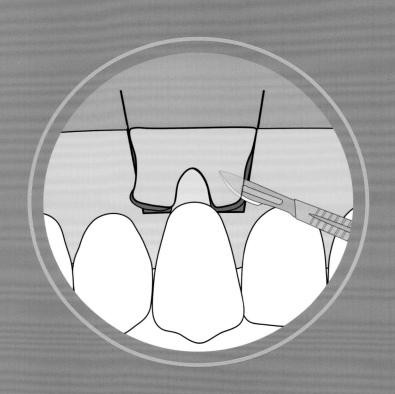

牙周整形手术是一类旨在纠正由于解剖、发育、创伤等造成的牙龈或牙槽黏膜畸形的外科手术方法，其包括附着龈增宽、前庭沟加深、根面覆盖和矫正系带附着异常等。

膜龈手术的概念早期由 Friedman 提出，是一类旨在纠正牙龈和口腔黏膜异常状态的外科手术方法。1996 年世界临床牙周病学研讨会将膜龈手术重新命名为"牙周整形手术"，包括以下方面：

1. 修复前的膜龈准备。

2. 牙冠延长。

3. 牙槽嵴增量。

4. 根面覆盖。

5. 龈乳头成形。

6. 植体周美学矫形手术。

7. 正畸前未萌牙的外科暴露。

本章将侧重描述传统膜龈手术概念中的附着龈增宽、根面覆盖、系带成形和龈乳头成形等。

一、膜龈异常的分类

2017 年美国牙周病学会（AAP）和欧洲牙周病学联盟（EFP）提出膜龈正常和异常状态的新分类。

（一）牙周生物型

1. 薄扇生物型 细三角形牙冠，颈部凸度小，邻面接触点接近切端；牙龈薄（≤1mm），角化龈宽度窄；牙槽骨薄。其易于发生角化龈不足、牙龈退缩。

2. 厚平生物型 方形牙冠，颈部凸度大，邻面接触点位于较根方；牙龈厚（>1mm），角化龈宽度宽；牙槽骨厚。

3. 厚扇生物型 细三角形牙冠；牙龈厚，角化龈宽度窄。

牙龈厚度观察：牙周探针探入龈沟，观察是否能看到牙周探针，可清晰看到牙周探针轮廓的为薄龈型；不可清晰看到牙周探针轮廓的为厚龈型（图 10-1）。

（二）牙龈组织（软组织）退缩

根据 2017—2018 年 AAP 与 EFP 新分类，提出替代 Miller 分类的 Cairo 分类法，主要依据为牙的邻面附着丧失，可以预测术后根面覆盖的可能性。

1. 牙龈退缩型 1（RT1，Miller Ⅰ类和Ⅱ类） 牙龈退缩，无邻面附着丧失（图 10-2A、B）。

预后：可达到 100% 的根面覆盖。

2. 牙龈退缩型 2（RT2，Miller Ⅲ类） 牙龈退缩，伴邻面附着丧失，且邻面附着丧失≤唇颊侧附着丧失（图 10-2C）。

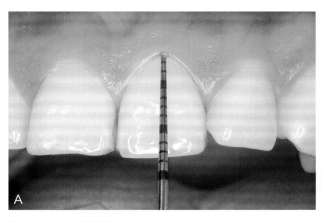
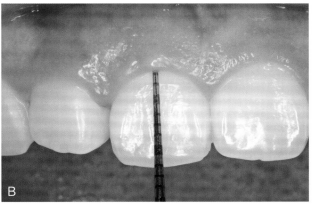

图 10-1 牙周生物型

A. 薄扇生物型 B. 厚平生物型

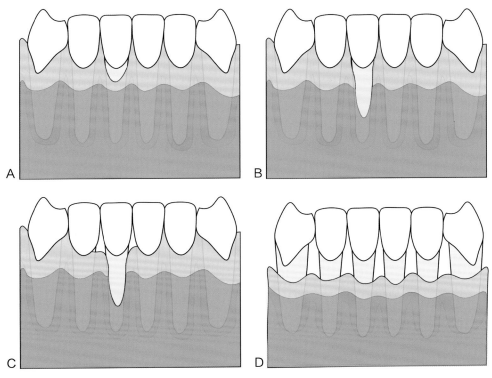

图 10-2 牙龈退缩

A. Cairo 退缩型 1 RT1（Miller Ⅰ类） B. Cairo 退缩型 1 RT1（Miller Ⅱ类） C. Cairo 退缩型 2 RT2（Miller Ⅲ类） D. Cairo 退缩型 3 RT3（Miller Ⅳ类）

预后：在有限的邻面附着丧失情况下，可达到 100% 的根面覆盖。

3. 牙龈退缩型 3（RT3，Miller Ⅳ类） 牙龈退缩，伴邻面附着丧失，且邻面附着丧失量 > 唇颊侧附着丧失（图 10-2D）。

预后：达不到完全根面覆盖。

（三）角化龈缺乏

角化龈缺乏如图 10-3 所示。

（四）前庭沟深度不足

前庭沟深度不足如图 10-4 所示。

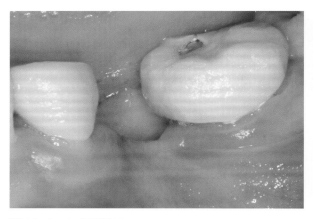

图 10-3　角化龈缺乏

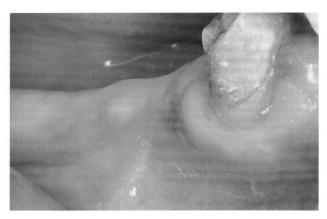

图 10-4　前庭沟深度不足

二、牙周整形手术术前准备

（一）膜龈状况（牙龈表型）和牙龈退缩的术前检查与诊断

膜龈状况（牙龈表型）和牙龈退缩的术前检查与诊断如表 10-1 所示。

表 10-1　膜龈状况和牙龈退缩的术前检查和诊断

牙龈退缩分类	牙龈			牙	
	牙龈退缩深度	牙龈厚度	角化组织宽度	邻面釉牙骨质界（A/B）	牙根表面凹陷（+/-）
无牙龈退缩				B	
牙龈退缩型 1				B	
牙龈退缩型 2				A	
牙龈退缩型 3				A	

注：釉牙骨质界：A 表示可检测到，B 表示不可检测到；牙根表面凹陷 +：存在，>0.5mm；牙根表面凹陷 -：不存在。

（二）器械准备

器械准备详见"第十一章 牙周显微手术"。

三、膜龈手术中软组织的获得

（一）目的

获取用于移植的游离组织。

（二）软组织类型

游离角化龈、游离结缔组织瓣、移植替代物。

（三）角化龈的获取

1. 取瓣区域

（1）常规区域：从上颌第一磨牙腭侧牙根到尖牙远中线角区域。应避开腭皱襞区、腭大神经血管束的解剖位置。腭大神经血管束距离上颌前磨牙和磨牙釉牙骨质界（enamel-cemental junction，CEJ）的平均距离为12mm；根据腭穹隆深度差异，距离范围为7~17mm（图10-5）。

（2）任何无牙区域：例如上颌结节、无牙区牙槽嵴等区域的附着龈。

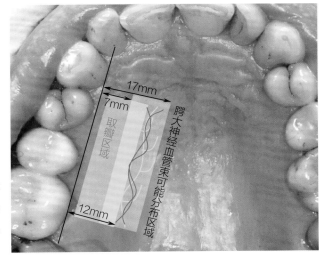

图10-5 取瓣区域

腭大神经血管束距上颌前磨牙和磨牙釉牙骨质界的平均距离为12mm；根据腭穹隆深度差异，距离范围为7~17mm。注意腭穹隆深度，避免损伤腭大神经血管束。注意灰色区域，是可能损伤神经血管束的部分

2. 移植瓣尺寸

（1）理想的游离角化龈厚度为 1.0~1.5mm，避免过薄或过厚。

（2）游离角化龈的近远中向宽度需大于缺损区 6mm，近远中覆盖各超过缺损边缘 3mm。

（3）游离角化龈的冠根向宽度须大于缺损区 4mm。当进行根面覆盖术时，冠方超过 CEJ 1mm，根方须到达缺损区根方 3mm，以补偿术后组织的收缩。可以先比照受瓣术区拟覆盖区域，裁剪消毒锡箔纸，然后将此锡箔纸作为模板切取移植组织。

3. 游离角化龈取瓣技术（图 10-6）

（1）切开前检查

1）触摸腭动脉搏动：术前指尖触诊判断腭动脉出骨面处，以免损伤血管。方法是找到上颌第二磨牙远中邻面延伸线与软硬腭交界线的交点，用指尖轻压此处，可以感觉到明显的动脉搏动。

2）测量腭部软组织厚度：局麻下使用带有硅胶止点的扩大针，或用口腔麻醉注射针，注射少许麻药，刺入组织，直抵骨面，牙周探针测量患者腭部软组织厚度。为满足移植结缔组织的厚度需要，腭部黏膜厚度范围应为 2.5~3.5mm。

3）评估腭部软组织质地：即软组织对扩大针抵抗的程度。

① 致密：纤维组织多，扩大针刺入时会有阻力感。

② 松软：脂肪和腺体组织多，针穿过后即直抵骨面。

（2）用 15C# 刀片在模板周围划出取瓣轮廓。

（3）将刀片垂直切入组织至所需组织厚度的深度。

（4）水平倾斜刀片，保持与外侧黏膜表面平行，用显微组织镊固定并轻轻提起瓣边缘，从冠方到根方，近中到远中。此过程应保持分离组织厚度的一致。

（5）根尖水平切口，刀片垂直切入深层组织，分离移植组织。

（6）缝合上腭部取瓣区

1）在上腭部创口内填塞可吸收性明胶海绵，用 3/8 角针、4-0 不可吸收缝线水平交叉褥式缝合上腭部创口。滴几滴氰基丙烯酸盐粘接剂（PeriAcryl），或填塞可吸收性明胶海绵，以止血并减少患者的术后不适（图 10-7）。

2）可在直接缝合上腭部创口后，选择性采用改良 Hawley 保持器保护上腭部创口。可选择性在腭护板和创口之间衬垫油纱（图 10-8）。

4. 手术要点　移植瓣修整的要求如下：

（1）注意避免在移植瓣中带入脂肪组织。

（2）切除移植瓣时必须尽量减小损伤，尽力使其光滑、平整和规则。

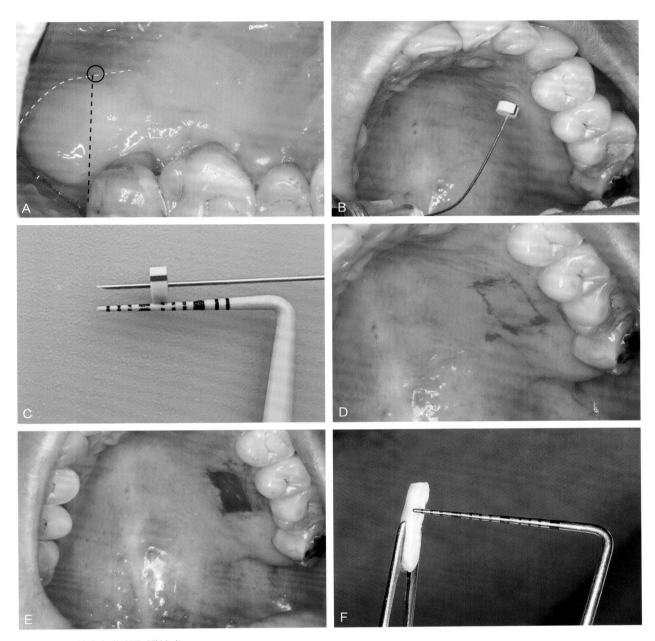

图 10-6　游离角化龈取瓣技术

A. 上颌第二磨牙远中邻面延伸线与软硬腭交界线的交点，用指尖轻压此处，可以感觉到明显的动脉搏动，为腭动脉出骨面处　B. 术前用带硅胶止点的口腔麻醉注射器注射少许麻药，测定软组织厚度　C. 牙周探针测量腭部黏膜厚度
D. 15C# 刀片在模板周围划出取瓣轮廓　E. 分离移植组织　F. 测量移植瓣厚度

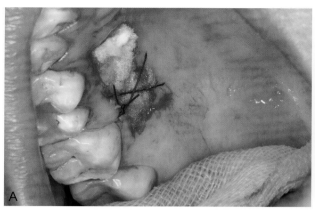
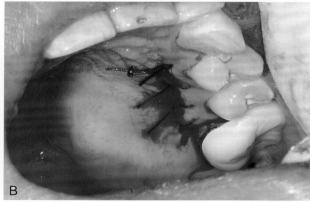

图 10-7　缝合上腭部取瓣区

A. 上腭部创口内填塞可吸收性明胶海绵，单个水平交叉褥式缝合　B. 上腭部创口内填塞明胶海绵，多个水平交叉褥式缝合

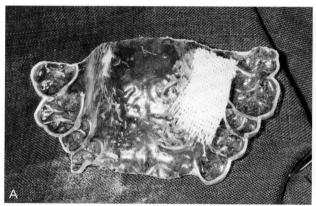
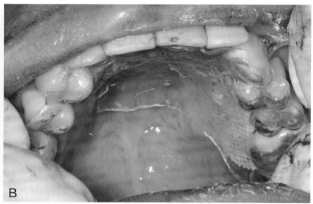

图 10-8　腭护板保护上腭部创口

A. 腭护板和创口之间衬垫油纱　B. 戴入口腔内

（四）上皮下结缔组织的获取

1. 结缔组织获取部位　上腭部第二前磨牙至第一磨牙远中腭部软组织是切取上皮下结缔组织进行移植的首选区域，也可延伸到上颌第二磨牙，但需注意切取范围勿超过距离龈缘 7~8mm 范围，以免损伤腭前神经及腭大动、静脉。在上颌第二磨牙缺失情况下，上颌结节部位可成为理想的供区。

2. 获取结缔组织的技术要点　根据取瓣时表层瓣的切口数，可总结为"4321"，操作难度由易到难：① 4 个切口：去上皮结缔组织；② 3 个切口：活门法技术；③ 2 个切口：L 法技术；④ 1 个切口：信封法技术。

（1）去上皮结缔组织

1）适应证

① 当腭部上皮下纤维结缔组织不足，无法使用其他移植组织时。

② 治疗两个或更多牙位的牙龈退缩，取近远中方向较长的移植组织。

2）手术步骤

① 切取带上皮角化龈，方法同前所述，避免分离过多的上皮下结缔组织（图 10-9A ）。

② 佩戴 4 倍放大镜，锋利显微组织剪或 15C# 刀片去除上皮，刀片的角度与外表面平行（图 10-9B ）。

（2）活门法技术：当需要行两个或更多牙位根面覆盖时，推荐使用活门法技术。

1）制备表层瓣：表层瓣的 3 个切口由 1 个水平切口和 2 个垂直切口组成。

① 用 15C# 刀片距龈缘 1~2mm，垂直腭黏膜表面，做近远中向水平切口，长度与所需移植组织长度一致，深度约为 1~1.5mm。

②刀片从水平切口两端根向延伸做垂直切口，直至超过所需移植组织宽度 1mm（图 10-10A ）。

③从水平切口与垂直切口近中的交角起始，刀片插入切口底部并与腭黏膜外表面平行，从近中到远中，从冠方到根方分离表层瓣。此时不建议使用显微组织镊提起表层瓣，以免分离过多的上皮下结缔组织（图 10-10B、C ）。

2）切取结缔组织

① 在水平切口位置，或在其冠方 1 mm 垂直于骨面制备移植结缔组织的水平切口，深度约为 1~1.5mm。

② 转动刀片，使刀片与腭部表面平行向根方推进切割，也可用刀背分离，尽量保持移植组织厚度一致。

③ 用牙周探针可以从冠根方向和近远方向完全探入时，在结缔组织的根方垂直于骨面切入，分离结缔组织。

④ 如果移植组织的水平切口位于表层瓣冠方 1mm 处，须用刀片行去上皮处理（同前）。

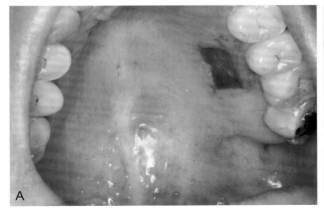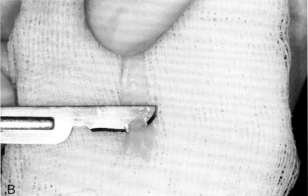

图 10-9　去上皮结缔组织

A. 切取带上皮角化龈　B. 15C# 刀片去除上皮，刀片角度与外表面平行

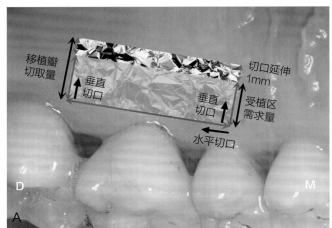

图 10-10 活门法技术

A. 15C# 刀片距龈缘 1~2mm 做近远中向水平切口,两端根向延伸做垂直切口,垂直切口延伸 1mm B. 刀片插入切口底部并与腭黏膜外表面平行,从近中到远中,从冠方到根方分离表层瓣 C. 切取上皮下结缔组织瓣 D:远中;M:近中

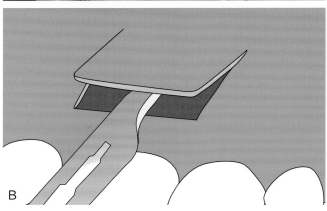

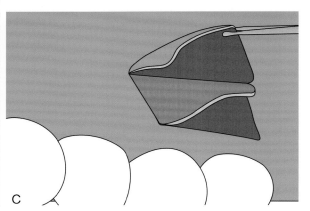

（3）L 法技术（图 10-11）：与活门法相比，L 法更有利于术后供区愈合，但其手术视野差，刀片在远中部位较难进入组织内，可能导致所取的移植组织比计划的组织小。

1）制备表层瓣：表层瓣的切口由 1 个水平切口和 1 个近中垂直切口组成。近中垂直松弛切口的冠根向长度比移植组织的长度长 1mm。表层瓣翻开时，其远中的根方无法直视，此处的切口范围需向移植组织远中、根向各延伸 2mm。

2）切取结缔组织：同活门法，但在远中根方处受表面瓣的限制，存在视线盲区。

（4）信封法技术（单一切口技术）（图 10-12）：该技术必备条件是腭部上皮下纤维结缔组织厚度≥3mm。最理想的供区部位是第一磨牙和第二磨牙之间。该方法操作难度高，且当所需结缔组织范围较大时或冠根向高度较大时，不推荐使用这项技术。

1）制备表层瓣：制备表层瓣的水平切口，用 15C# 刀片距离龈缘 1~1.5mm 垂直于黏膜切入。水平切口近远中向长度须至少长于需移植组织 4mm（近远中各延伸 2mm），向根方分离的深度至少要超过移植组织所需宽度 2~3mm。

2）分离结缔组织：15C# 刀片平行于黏膜表面分离结缔组织，在行根方切口之前，用牙周探针探

图 10-11 L 法技术
A. 表层瓣切口由 1 个水平切口和 1 个近中垂直切口组成，近中垂直切口根向延伸 1mm，切口远中、根向各延伸 2mm　B. 水平切口和近中垂直切口　C. 切取上皮下结缔组织

D：远中；M：近中

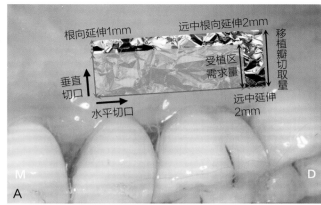

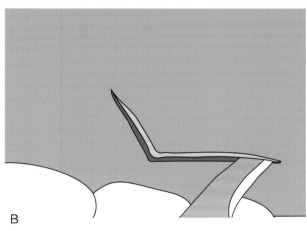

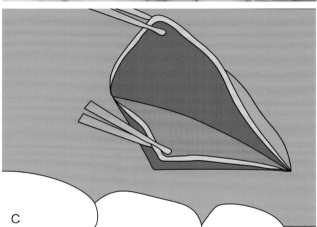

入移植组织下方，并向各方向滑动，检查结缔组织的分离程度。

　　当腭部形态或牙位置妨碍表层瓣水平切口靠近龈缘（即距龈缘 1~1.5mm），刀片无法平行于表面时，需要在更根方行表层瓣的水平切口，即采用"平行切口"技术切取移植组织。所切取的移植组织冠方有 1mm 宽的上皮带，需要用刀片进行去上皮处理。采用"平行切口"技术切取移植组织可获取的最大组织量为，近远中向 12mm，冠根向 6mm，因此该方法仅适用于治疗单个牙位的牙龈退缩。

　　在选择不同术式切取上皮下结缔组织时，需注意以下问题：

　　（1）余留组织厚度：表层瓣包含上皮及下方至少 0.5~0.7mm 厚度结缔组织，以保证瓣存活。骨表面保留至少 0.5mm 结缔组织。

　　（2）获取组织厚度：最薄为 0.8~1mm，用于双层技术；最厚为 2mm，用于覆盖牙冠修复体边缘或种植体金属边缘。

　　（3）切取组织的位置和范围：所需移植的结缔组织冠根向尺寸≤6mm，可在离龈缘≥2mm 或更远处行水平切口切取结缔组织，但当所需移植的结缔组织冠根向尺寸 >6mm，则此法禁忌。

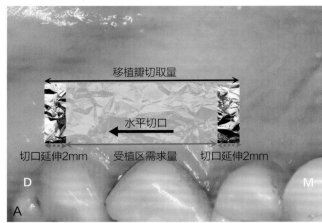

图 10-12　信封法技术

A. 水平切口近远中向长度须至少长于移植组织 4mm（近远中各延伸 2mm）　B. 水平切口　C. 切取上皮下结缔组织

D：远中；M：近中

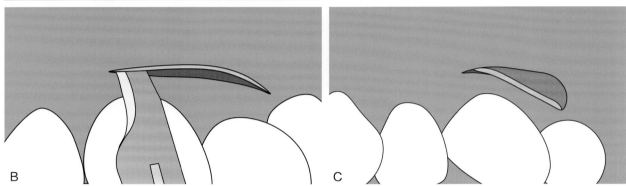

（4）腭部组织厚度对获取组织的影响：当腭部有足够上皮下纤维结缔组织（如≥2.5mm）时，首选直接切取结缔组织；当腭部上皮下纤维结缔组织厚度 <2.5mm 时，推荐选用在第一、第二磨牙区切取去上皮结缔组织。

（5）需要取较大面积的移植组织时，选择去上皮结缔组织技术。

3. 手术要点

（1）根据需要覆盖的组织缺损区面积确定切取移植物的方式。

（2）根据腭部组织厚度选择是否采用去上皮结缔组织。

（3）注意切取移植物的厚度、余留组织厚度，提高移植成功率，避免余留组织坏死。

（五）移植替代物

1. 常用的移植替代物

（1）脱细胞真皮基质（图 10-13）：脱细胞真皮基质（acellular dermal matrix，ADM）是将人类捐献的皮肤在不破坏基质的前提下，去除可以导致组织排斥和移植失败的表皮和细胞而制成的。其可以避免腭部供区手术，还可提供足够的供体组织治疗多颗牙的牙龈退缩。

（2）Mucograft（图 10-14）：Mucograft 为猪胶原基质，致密多孔，无体积维持作用，是非人工交联的重组胶原结构，用于软组织再生。

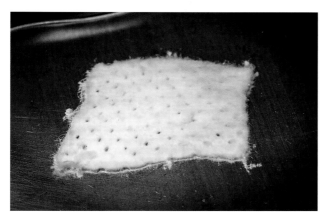

图 10-13　脱细胞真皮基质

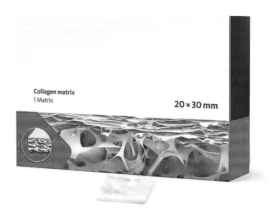

图 10-14　Mucograft

2. **适应证**　天然牙和种植体周角化龈增宽、前庭沟加深、天然牙根面覆盖、拔牙窝封闭。

3. **禁忌证**　天然牙和种植体周软组织增厚、种植体周软组织退缩覆盖、不带骨充填材料的拔牙窝封闭。

4. **注意事项**　使用 Mucograft 时，不要凸出于周围组织。

四、附着龈增宽和前庭沟加深

（一）目的

在 20 世纪 60、70 年代，膜龈手术的重点是增加角化组织的厚度和高度。Lang 和 Löe 的研究显示角化龈不足可以促进牙周炎症，维持健康的牙周状态的角化龈宽度至少为 2mm。此外，前庭沟深度不足会妨碍患者口腔卫生的控制以及可摘义齿的修复。目前，随着种植技术的广泛开展，种植体周附着龈不足的患病率非常高，可促进种植体周黏膜炎和种植体周炎的发生。游离龈移植是常用的增加附着龈和加深前庭沟的手术方法。其目的是：

1. 在牙和种植体周增加附着龈，加深前庭沟。

2. 有利于菌斑的控制。

3. 改善患者的舒适度。

4. 防止牙龈退缩。

5. 为牙体修复、正畸或义齿修复做准备。

（二）附着龈增宽的手术步骤

具体手术步骤如图 10-15 所示。

1. 术前交待，签署知情同意书。

2. 受区准备

（1）用 15C# 刀片在牙龈边缘做水平切口，然后在水平切口的末端做 2 个垂直切口，延伸至牙槽黏膜。

（2）用 15C# 刀片沿着牙龈边缘切开至骨膜上，冠方至少保留 1mm 角化龈，锐性分离半厚瓣。

（3）如果决定保留该瓣，那么在固定移植瓣后，将该瓣缝合在移植瓣的下方。

3. 从供区获得游离角化龈瓣　见本章第三节"（三）角化龈的获取"。

4. 移植并固定移植瓣

（1）用 6-0 不可吸收缝线在外侧边缘和骨膜处缝合移植瓣以固定其位置，可减少受区和移植瓣之间的无效腔。移植瓣应稳定无动度。缝合中可加入辅助固定缝合方式，如环形缝合、水平加压缝合等。

（2）在缝合的移植瓣表面用湿纱布加压 3 分钟，使移植瓣和受床紧密接触。

5. 保护供区　见本章第三节"（三）角化龈的获取"。

6. 临床病例　采用 Mucograft 行附着龈增宽的临床病例，如图 10-16 所示。

（三）前庭沟加深的手术步骤

游离的自体移植技术或人工替代移植物可以确实有效地加深前庭沟。供体组织可以是游离的角化龈组织或游离的上皮下结缔组织，也可以使用 ADM、Mucograft 等移植物。

具体手术步骤详见"（二）附着龈增宽的手术步骤"。

（四）术后护理

1. 建议服用抗生素 5~7 天。

2. 用 0.12% 氯己定含漱液含漱 2~3 周。

3. 必要时服用止痛药。

4. 24 小时内不剧烈运动。

5. 手术部位 2~3 周内不能咀嚼和刷牙。

6. 1~2 周拆除缝线。

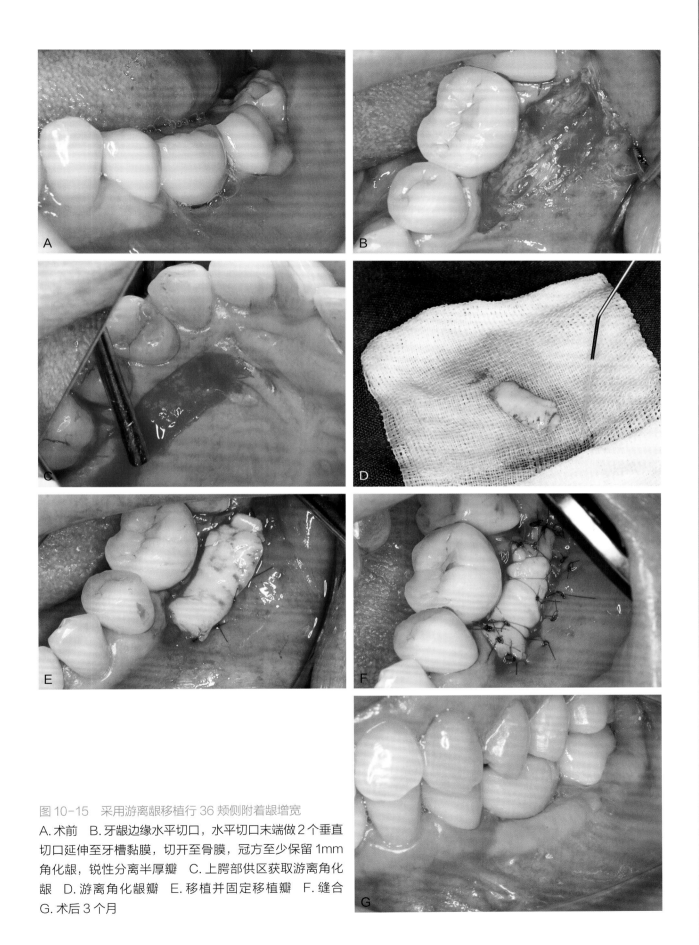

图 10-15　采用游离龈移植行 36 颊侧附着龈增宽

A. 术前　B. 牙龈边缘水平切口，水平切口末端做 2 个垂直切口延伸至牙槽黏膜，切开至骨膜，冠方至少保留 1mm 角化龈，锐性分离半厚瓣　C. 上腭部供区获取游离角化龈　D. 游离角化龈瓣　E. 移植并固定移植瓣　F. 缝合 G. 术后 3 个月

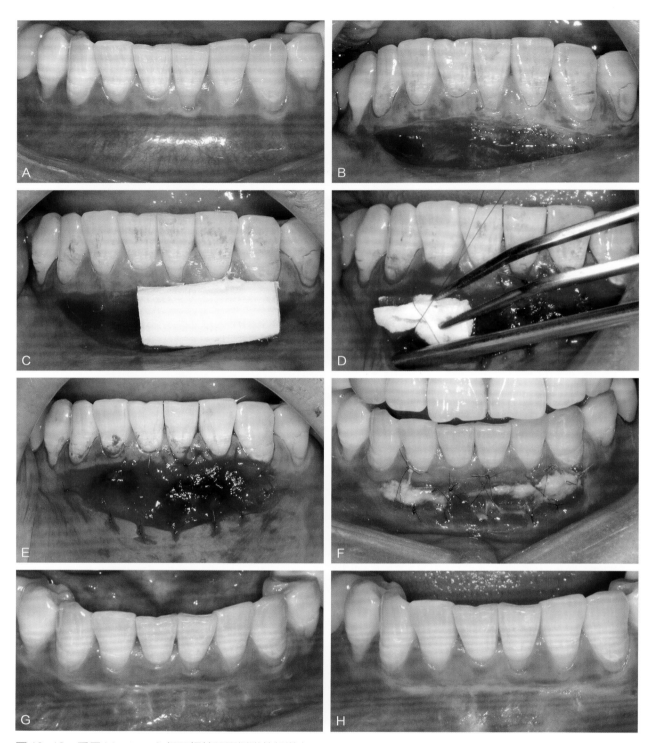

图 10-16　采用 Mucograft 行下颌前牙唇侧附着龈增宽

A. 术前　B. 锐性分离半厚瓣，注意保留原有的角化龈组织　C. 将 Mucograft 放置于受植区表面　D. 水平交叉褥式缝合固定 Mucograft　E. 水平交叉褥式+间断缝合固定 Mucograft 及受植区组织　F. 术后 1 周　G. 术后 1 个月　H. 术后 3 个月

（五）术后并发症

1. 手术后供区出血

（1）润湿的茶叶包放在上腭部，加压 10~15 分钟。

（2）含 1：50 000 肾上腺素的 2% 利多卡因局部浸润，加压缝合。

（3）可吸收性明胶海绵填塞。

2. 受区的水肿和挫伤　术后最初 24 小时可以采用冷敷，而后进行热敷，同时联合使用抗感染药物。

3. 移植瓣移位　在骨膜上方遗留太多的松软组织或肌肉纤维可造成移植瓣移位，可以再翻开带有移植瓣的半厚瓣，去除骨膜上方的松软组织，重新缝合。

（六）手术要点

1. 预备受区时切口应扩大到所需附着龈宽度的 2 倍左右，以补偿愈合后的移植物有 50% 的收缩。

2. 预备受区时应尽可能切到接近骨膜的部位，但不破坏骨膜。

3. 保证受区止血完全，且无多余血块。

4. 切除的移植瓣应尽量光滑、平整和规则。

5. 缝合后加压 3 分钟，促进移植瓣与骨膜紧密贴合。

6. 移植瓣应固定于受区，稳定无动度，不受口唇牵拉的影响。

五、根面覆盖术

根面覆盖术的目的主要是为了改善美学问题，降低根面敏感度，控制根面龋及根面磨损的发生。

（一）Cario 分类与根面覆盖术预后判断

1. 预测根面覆盖线　根面覆盖线是根面覆盖术后龈缘所达到的预期位置，是愈合后保持长期稳定的位置。当 CEJ 在临床上无法探查，或当完全根面覆盖的理想解剖形态缺失时，该线可以代表 CEJ，也代表最大根面覆盖（maximum root coverage，MRC）水平（图 10-17）。

2. 影响根面覆盖的因素

（1）Cario 分类是根面覆盖效果预后判断的主要依据。详见本章"第一节　膜龈异常的分类"。

（2）退缩深度：如退缩深度 >4.0mm，难以达到完全的根面覆盖。

（3）牙根表面凹陷的深度和位置。

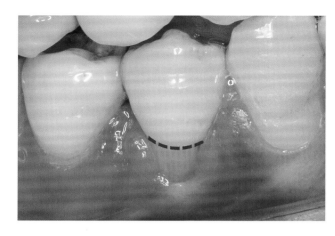

图 10-17　根面覆盖线

（二）根面覆盖术的术式选择

根面覆盖术的术式选择见图 10-18。

（三）带蒂瓣移植术-附加松弛切口冠向复位瓣

在牙龈退缩或缺损区根方有足够的角化龈时，可采取带蒂瓣移植术-附加松弛切口冠向复位瓣（split-full thickness-split）。

1. 术前交待，签署知情同意书。

2. 15C# 刀片在牙龈退缩区近中和远中邻牙轴角处做超过膜龈联合的垂直切口。

3. 15C# 刀片转至距离龈乳头顶点 2~3mm 处制作半厚瓣，如附着龈不足，需从龈乳头顶处切入，分离至牙槽嵴顶区域。

4. 骨膜分离器从嵴顶至嵴顶下 3mm 区域制作全厚瓣。继续使用 15C# 刀片向根方做半厚瓣，使带蒂瓣能充分向冠方移动，覆盖根面。

5. 行彻底的根面刮治与平整。

6. 17%EDTA 处理根面 4 分钟，冲洗。

7. 剪除龈乳头区角化上皮组织，瓣冠向复位，5-0 不可吸收缝线间断缝合至根面暴露位置。

8. 牙周塞治剂覆盖该区域，1 周后拆除塞治剂和缝线。**牙周塞治为选作内容。**

9. 临床病例　根面覆盖术的临床病例如图 10-19 所示。

（四）上皮下结缔组织移植术联合冠向复位瓣行根面覆盖

在牙龈退缩或缺损区根方和侧方均无足够的角化龈，但根方有一定量的角化龈时，上皮下结缔组织移植术（subepithelial connective tissue graft，SCTG）联合冠向复位瓣（coronally advanced flap，CAF）为首选术式。

1. 术前交待，签署知情同意书。

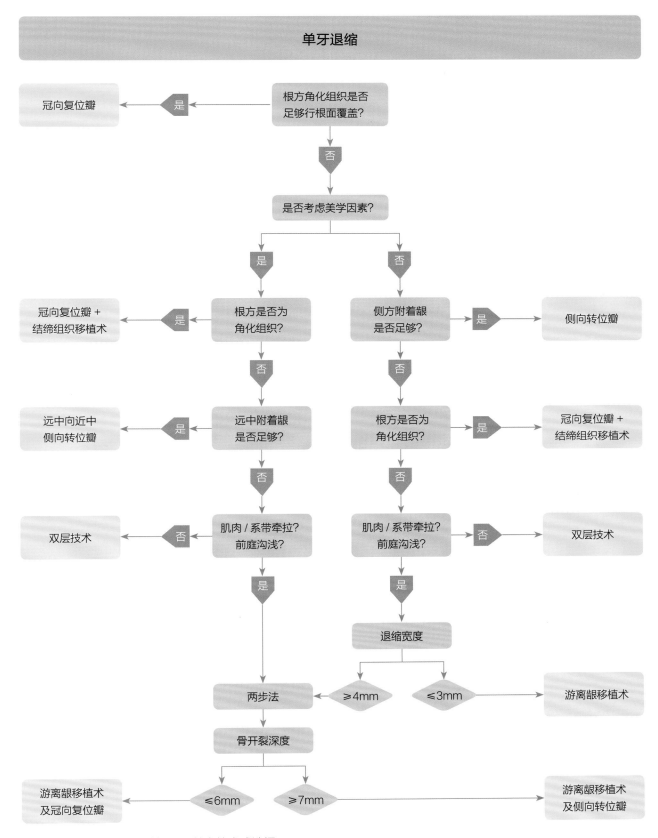

图 10-18　单牙牙龈退缩根面覆盖术的术式选择

双层技术：冠向复位瓣覆盖结缔组织移植物；两步法：游离龈移植+冠向复位瓣或侧向转位瓣

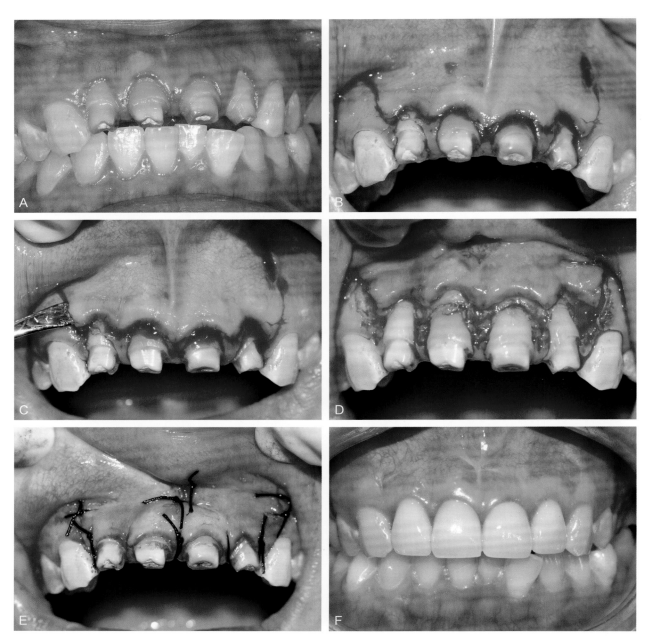

图 10-19　附加松弛切口冠向复位瓣行 12—22 唇侧根面覆盖

A. 术前　B. 用 15C# 刀片做超过膜龈联合的垂直切口，距离龈乳头顶点 2~3mm 处制作半厚瓣　C. 骨膜分离器从嵴顶至嵴顶下 3mm 区域制作全厚瓣　D. 半厚瓣至膜龈联合根方　E. 瓣冠向复位，5-0 不可吸收缝线间断缝合　F. 根面覆盖术后 3 个月修复效果

2. 15C#刀片距龈乳头顶端 2mm，CEJ 处或 CEJ 略冠方做水平切口。

3. 距邻牙龈缘 1~2mm 做垂直切口，切口延伸至黏膜转折处（图 10-20A）。

4. 15C#刀片继续锐性分离龈乳头半厚瓣（图 10-20B）。

5. 骨膜分离器钝性分离全厚瓣，至根面暴露区骨嵴顶根方（图 10-20C）。

6. 显微组织镊夹持，15C#刀片继续锐性分离根尖区半厚瓣至膜龈联合，切断附着肌纤维。

7. 根面的机械预备和化学预备　Gracey 龈下刮治器行彻底的根面刮治和平整，降低根面凸度；17%EDTA 处理 4 分钟（图 10-20D）。

8. 组织剪去除龈乳头区上皮组织（图 10-20E）。

9. 如前述获取结缔组织瓣。

10. 结缔组织移植物置于受植根面，6-0 可吸收缝线双悬吊缝合至骨膜和龈乳头（图 10-20F）。

11. 上述制备好的带蒂半厚-全厚-半厚瓣覆盖移植物，冠向复位至 CEJ 冠方 1mm 处，间断缝合，龈乳头悬吊缝合（图 10-20G、H）。

12. 油纱条覆盖术区，覆盖牙周塞治剂，2 周后去除塞治剂和缝线。**牙周塞治为选作内容。**

13. 临床病例　上皮下结缔组织移植术覆盖种植体暴露颈圈的临床病例如图 10-21 所示。

14. 手术要点

（1）Cario Ⅰ类退缩中，冠向复位龈瓣边缘缝合于 CEJ 稍冠方（据报告 2.5mm）可获得 100% 覆盖效果。

（2）移植瓣的厚度需大于 0.8mm。

（3）冠向复位瓣和移植瓣均需无张力缝合。

（五）隧道技术（冠向复位隧道技术）

1. **适应证**　前庭沟深度足够、牙龈厚度良好的上颌前牙区最为有效。

2. **术前准备**

（1）器械准备（图 10-22）。

（2）术前：术前交待，签署知情同意书；术前几周进行洁治与根面平整、菌斑控制。

（3）手术日：用 0.12% 氯己定含漱液含漱，充分局部麻醉，在牙接触区粘接临时复合树脂材料。

3. **受植区准备**（图 10-23A）

（1）Gracey 龈下刮治器对暴露根面进行平整，可选择用金刚砂车针降低根面凸度。

（2）使用 15C#刀片在唇侧牙颈部做沟内切口，将切口延伸至两侧邻牙近中和远中，分离结缔组织使颊侧瓣充分松弛。

（3）隧道刀插入切口，切断瓣内侧妨碍瓣冠向移动的胶原纤维和肌肉纤维组织。

（4）隧道刀小心剥离龈乳头，保持其完整，嵴顶处不要与下方黏膜分离。

（5）盐水纱布湿敷受植区。

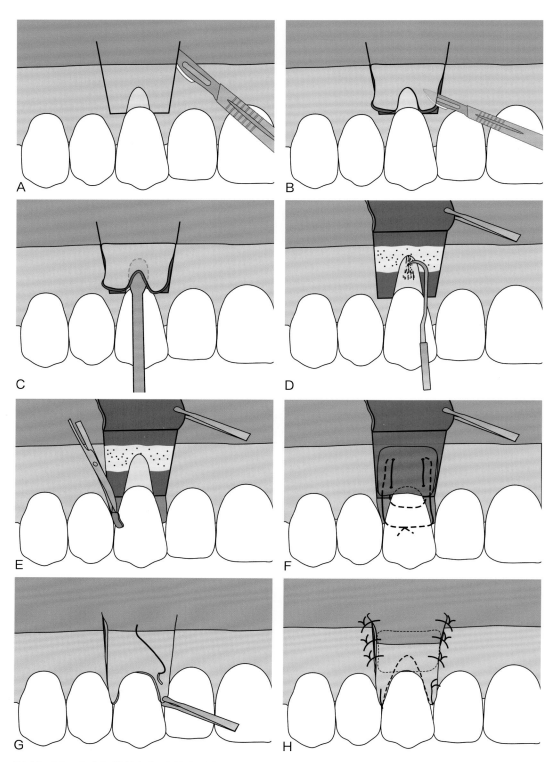

图 10-20　上皮下结缔组织移植术联合冠向复位瓣行根面覆盖

A. 距龈乳头 2mm 做水平切开，距离邻牙龈缘 1~2mm 做垂直切口，延伸至黏膜转折处　B. 锐性分离龈乳头区　C. 骨膜分离器钝性分离全厚瓣至根面暴露区骨嵴根方　D. 显微组织镊夹持，15C# 刀片锐性分离根尖区半厚瓣至膜龈联合；Gracey 龈下刮治器行彻底的根面刮治和平整　E. 组织剪去除龈乳头区上皮组织　F. 结缔组织移植物置于受植根面，6-0 可吸收缝线双乳头悬吊缝合至骨膜　G. 带蒂半厚-全厚-半厚瓣覆盖移植物，纵切口间断缝合，注意缝线从游离侧缝至固定侧，由根方斜向冠方　H. 龈乳头悬吊缝合

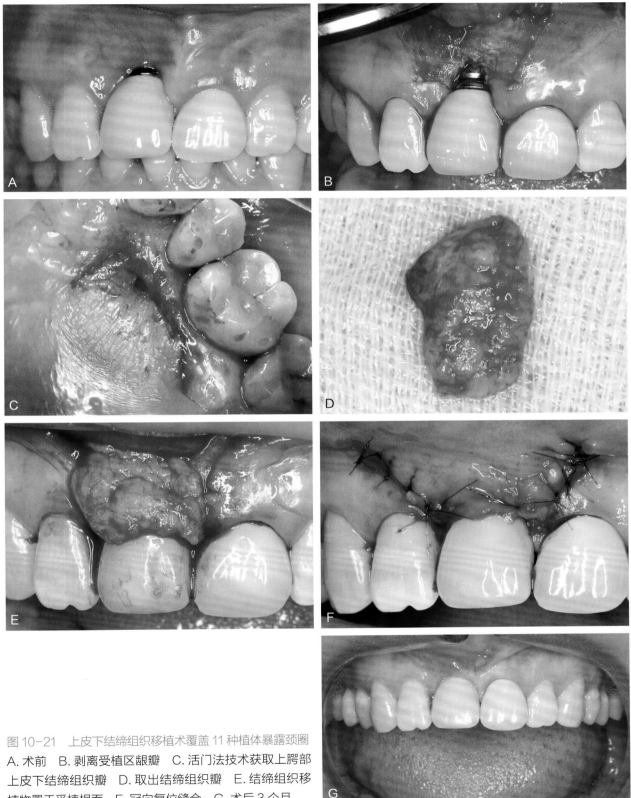

图 10-21　上皮下结缔组织移植术覆盖 11 种植体暴露颈圈
A. 术前　B. 剥离受植区龈瓣　C. 活门法技术获取上腭部
上皮下结缔组织瓣　D. 取出结缔组织瓣　E. 结缔组织移
植物置于受植根面　F. 冠向复位缝合　G. 术后 3 个月

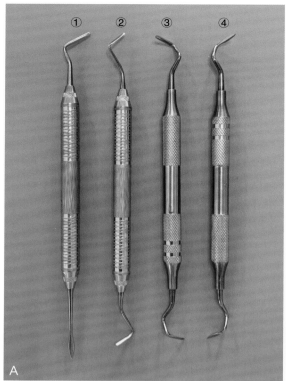
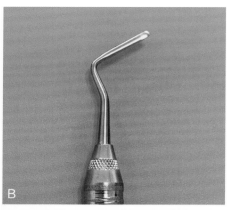
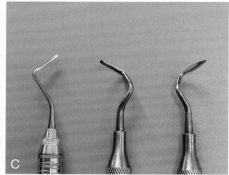
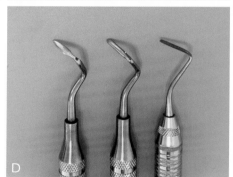

图 10-22　隧道刀

A. 隧道刀：①前牙区段隧道刀；②③④均为后牙区段隧道刀　B. 前牙区段隧道刀工作尖　C. 后牙区段隧道刀工作尖侧面观　D. 后牙区段隧道刀工作尖背面观

4. 移植物准备

（1）测量牙龈退缩面积。

（2）获得上皮下结缔组织移植物：见本章第三节"（四）上皮下结缔组织的获取"。

5. 移植物转移与悬吊固定

（1）在移植物的一端褥式缝合以引导穿入隧道，或用隧道刀将移植物边缘轻轻推入隧道。将移植物从术区一侧的邻牙推到另一侧的邻牙（图 10-23B、C）。

（2）在移植物另一端做垂直褥式缝合，有助于维持移植物的位置。

（3）采用 6-0 不可吸收缝线将唇侧部牙龈组织、结缔组织移植物和龈乳头，做水平褥式缝合，冠状定位至接触区复合树脂粘固区；或者将缝线采用复合材料固定于冠方牙面（见图 10-24M）。

6. 临床病例 隧道技术的临床病例如图 10-24 所示。

7. 手术要点

（1）充分剥离受植区龈瓣，去除胶原纤维和肌肉纤维。

（2）保持龈瓣的完整，嵴顶区不要翻开并脱离下方组织。

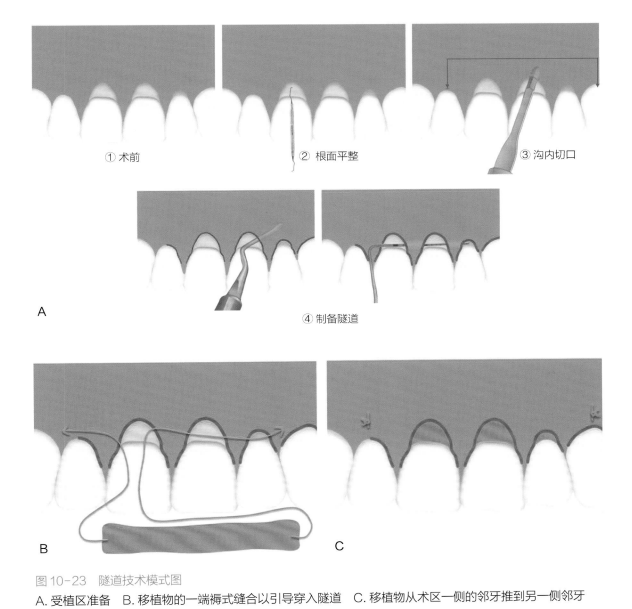

① 术前　　② 根面平整　　③ 沟内切口

④ 制备隧道

A

B

C

图 10-23　隧道技术模式图

A. 受植区准备　B. 移植物的一端褥式缝合以引导穿入隧道　C. 移植物从术区一侧的邻牙推到另一侧邻牙

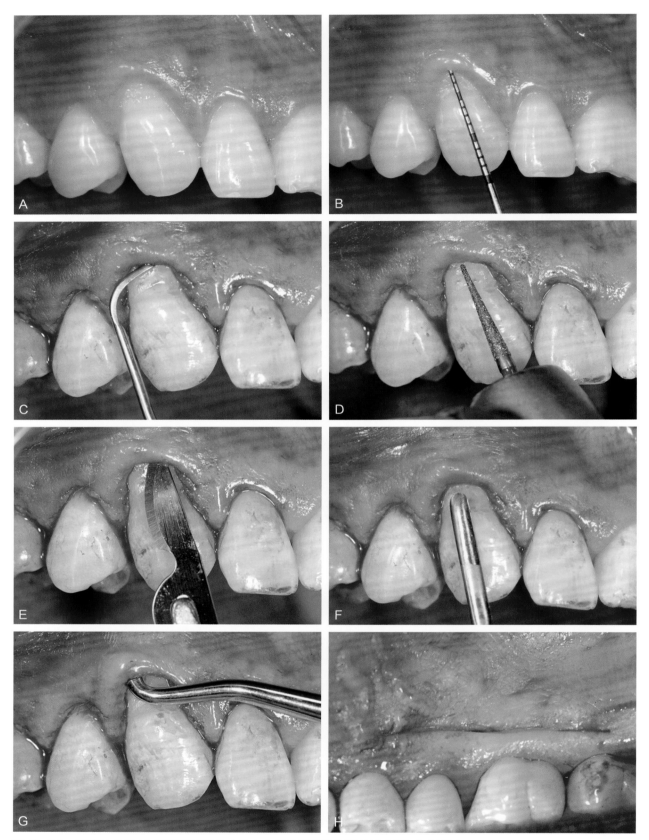

图 10-24 隧道技术行 13 唇侧根面覆盖（北京大学口腔医院牙周科钟金晟医师提供）

A. 术前　B. 牙龈生物型：厚扇型　C. 根面预备　D. 金刚砂车针降低根面凸度　E. 15C#刀片在颊侧颈部做沟内切口
F、G. 隧道刀插入，进行分离　H、I. 信封法获取上皮下结缔组织移植瓣

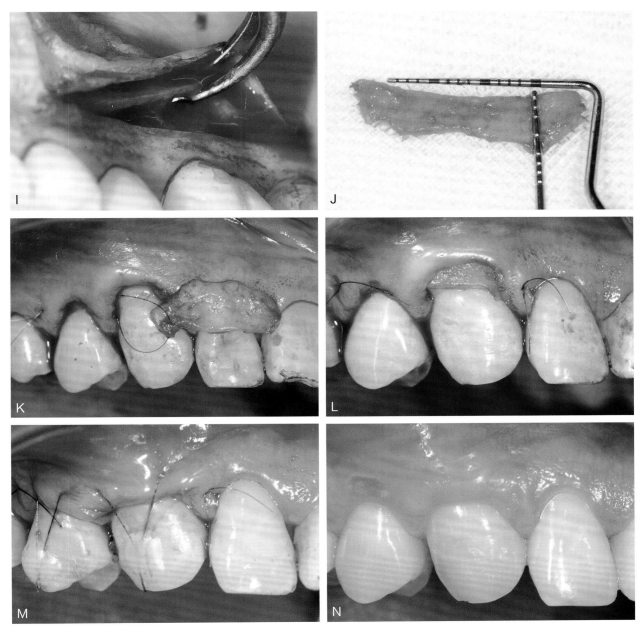

图 10-24（续）

J. 测量上皮下结缔组织移植瓣长宽　K. 6-0 不可吸收缝线牵引结缔组织瓣进入隧道，一端褥式缝合　L. 6-0 不可吸收缝线水平褥式缝合，将移植瓣两端固定　M. 将缝线采用复合材料固定于冠方牙面（亦可冠状定位至接触区复合树脂粘固区）N. 术后

六、龈乳头成形术

（一）目的

重建缺失的牙间乳头，改善"黑三角"（black triangle）的美学问题。

（二）原理

正常龈乳头充满于相邻两牙接触区根方的楔状隙中。牙槽嵴顶距离牙间接触点 ≤ 5mm 时，龈乳头可以完全充满邻间隙内。牙间隙作为受体区域范围较小，提供充足的血供给供体组织是手术的难点。在龈乳头成形术中，无论是软组织增量或硬组织增量，均需考虑尽量提供充足的血供。

（三）手术步骤

参考 Carranza 于 2001 年发表的文章，介绍一种软硬组织移植行龈乳头成形术的方法。

具体手术步骤如图 10-25 所示。

1. 术前交待，签署知情同意书。

2. 暴露根面预备，龈下刮治器行根面平整术，降低根面凸度。

3. 15C# 手术刀片沿发生"黑三角"区的两邻牙，或延伸至远中一个牙位颈部做沟内切口，尽量保留牙龈组织。

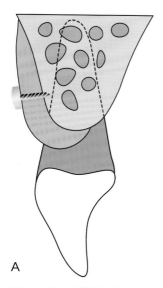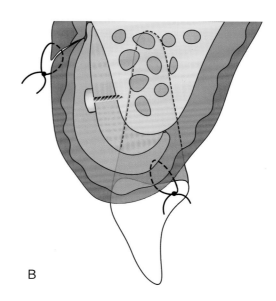

图 10-25 龈乳头成形术

A. 移植骨修整后置于邻牙间牙槽骨唇侧冠方，钛钉固定　B. 骨松质碎片填于移植骨块周围，结缔组织放置移植骨表面，冠向复位龈乳头，水平褥式缝合锚固于牙间夹板上。4-0 缝线缝合，牙槽黏膜瓣向龈乳头方向汇聚

4. 分离膜龈瓣

（1）第一切口：在缺失龈乳头近远中两个牙位根方膜龈联合区做水平半厚切口，至牙槽黏膜；显微分离器根向分离至前庭沟，形成半厚瓣；向冠方分离全厚瓣，暴露牙间牙槽嵴顶骨面。

（2）第二切口：在前庭沟处切入直达骨面，翻开全厚瓣。

5. 移植骨取自上颌结节，修整后置于邻牙间牙槽骨唇侧冠方，钛钉固定。将骨松质碎片填于移植骨块周围。

6. 结缔组织取自上颌结节，放置在移植骨表面。

7. 冠向复位龈乳头，水平褥式缝合锚固于牙间上。牙槽黏膜瓣向龈乳头方向汇聚，用 4-0 缝线缝合。

（四）手术要点

1. 尽量提供良好的血液供应。

2. 稳定植入骨组织和移植瓣。

（五）联合疗法

联合正畸和修复方法：根据 Tarnow 原则，牙槽嵴顶与牙接触点之间的距离不超过 5mm，龈乳头可充满邻间隙。根据这一原则，片切牙邻面，然后采取正畸方法移动牙使之互相接触；或采用全冠修复牙间隙和牙冠形态，使邻面接触区的冠方位置距离牙槽嵴顶 ≤ 5mm，有助于解决"黑三角"问题。

七、系带成形术

（一）目的

修整附丽过高的唇系带，恢复美学效果和口腔卫生、发音、咀嚼等功能。

（二）手术步骤

具体手术步骤如图 10-26 所示。

1. 术前交待，签署知情同意书。

2. 局部浸润麻醉，用弯曲的止血钳夹住系带，止血钳顶达到前庭沟。

3. 沿着止血钳上面剪断系带，直达钳子顶部。

4. 同样沿着止血钳下面剪断系带，使上下颌切口相接。

5. 去除止血钳夹取的三角形系带组织，暴露与牙槽骨相连的纤维组织。

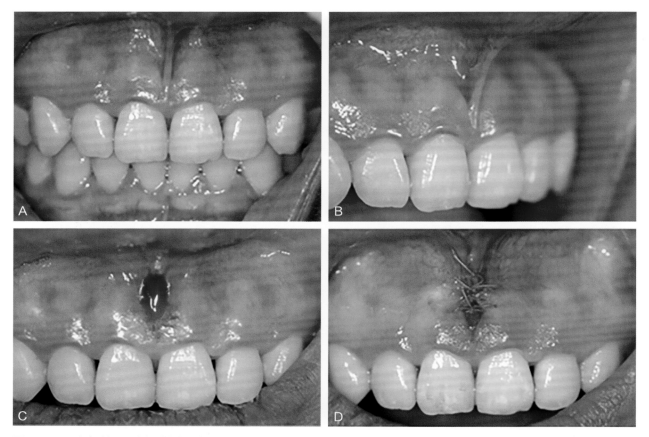

图 10-26　上颌前牙唇侧系带成形术

A 和 B. 唇系带附丽于中切牙龈乳头　C. 形成菱形切口　D. 纵向间断缝合

6. 从创口处用弯剪剪断有张力的纤维组织，同时拉动唇部，检查唇部运动时是否仍对牙周组织有牵拉作用。

7. 必要时向侧方延伸切口并将唇黏膜与根方骨膜缝合。与翻瓣术或游离龈移植术同时进行时，将龈瓣或结缔组织瓣覆于创口表面。

8. 清理术区，并用湿纱布压迫止血。

9. 菱形创口边缘用 5-0 缝线做纵向单纯间断缝合。

（唐晓琳）

参考文献

1. BURKHARDT R，LANGN P. Fundamental principles in periodontal plastic surgery and mucosal augmentation-a narrative review. Journal of Clinical Periodontology，2014，41：S98-S107.

2. CORTELLINI P，BISSADA N F. Mucogingival conditions in the natural dentition：narrative review，case definitions，and diagnostic considerations. J Periodontol，2018，89（Suppl 1）：S204-S213.

3. JEPSEN S, CATON J G, ALBANDAR J M, et al. Periodontal manifestations of systemic diseases and developmental and acquired conditions: consensus report of workgroup 3 of the 2017 world workshop on the classification of periodontal and peri-implant diseases and conditions. J Clin Periodontol, 2018, 45 (Suppl 20): S219-S229.

4. KIM D M, NEIVA R. Periodontal soft tissue non-root coverage procedures: a systematic review from the AAP regeneration workshop. J Periodontol, 2015, 86 (2 Suppl): S56-S72.

5. RICHARDSON C R, ALLEN E P, CHAMBRONE L, et al. Periodontal soft tissue root coverage procedures: practical applications from the AAP regeneration workshop. Clin Adv Periodontics, 2015, 5 (1): 2-10.

6. SCHEYER E T, SANZ M, DIBART S, et al. Periodontal soft tissue non-root coverage procedures: a consensus report from the AAP Regeneration Workshop. J Periodontol, 2015, 86 (2 Suppl): S73-S76.

7. TATAKIS D N, CHAMBRONE L, ALLEN E P, et al. Periodontal soft tissue root coverage procedures: a consensus report from the AAP regeneration workshop. J Periodontol, 2015, 86 (2 Suppl): S52-S55.

8. ZADEH H H. Minimally invasive treatment of maxillary anterior gingival recession defects by vestibular incision subperiosteal tunnel access and platelet-derived growth factor BB. The International Journal of Periodontics & Restorative Dentistry, 2011, 31 (6): 653-660.

9. ZUCCHELLI G, CESARI C, AMORE C, et al. Laterally moved, coronally advanced flap: a modified surgical approach for isolated recession-type defects. Journal of Periodontology, 2004, 75 (12): 1734-1741.

10. ZUCCHELLI G, DE SANCTIS M. Treatment of multiple recession-type defects in patients with esthetic demands. Journal of Periodontology, 2000, 71 (9): 1506-1514.

11. ZUHR O, REBEL S F, CHEUNG S L, et al. Surgery without papilla incision: tunneling flap procedures in plastic periodontal and implant surgery. Periodontology 2000, 2008, 77 (1): 123-149.

12. FERMIN A C, JANE L F, SOREN J, et al. CARRANZA'S CLINICAL PERIODONTOLOGY. 12th ed. Saunders: an imprint of Elsevier Inc., 2015.

13. 乔瓦尼·祖凯利（意）. 膜龈美学手术精要. 束蓉，译. 沈阳：辽宁科学技术出版社，2016.

14. AZZI R, TAKEI H H, ETIENNE D, et al. Root coverage and papilla reconstruction using autogenous osseous and connective tissue grafts. The Inter national Journal of Periodontics & Restorative Dentistry, 2001, 21 (2): 141-147.

第十一章
牙周显微手术

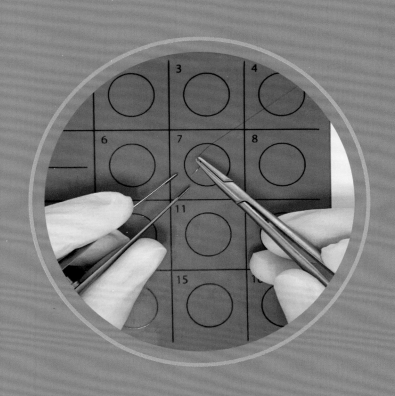

牙周显微手术（periodontal microsurgery）是指在显微镜下使用显微器械进行的牙周微创手术，该手术进一步减小了手术创口，对周围软组织起到更好的保护作用。

Serafin 在 1980 年发表的文献中表明，显微外科技术是使用放大技术对现有的手术进行改进和改善，增强视觉敏锐度，提高手术精确度。2001 年，Belcher 撰文概述了在牙周治疗中应用手术显微镜的优势和潜在的用途，使得牙周专业领域逐渐接受了显微镜治疗技术。本章简要介绍牙周显微手术的应用。

一、牙周显微手术的优势

手术显微镜具有 3 个独特的优势，即照明、放大和提高手术的精度。改善照明和增加视觉灵敏度有助于提高手术的精度。

（一）提高手术的精度

牙周显微手术特别适用于膜龈手术，显微镜帮助术者使用更小巧的器械、更小的缝针和更细的缝线，以准确地定位和稳固地修补组织。

（二）提高手术的可视化效果

手术显微镜使手术视野更清晰，同时也使手术操作更加精确（图 11-1）。牙周医师可以利用显微镜放大、照明的优势，在组织上精确操作的同时实现创伤最小化。对手术区域的照明和放大，提高了医师对龈下组织的辨认，对牙周组织的明确判断，使皮瓣附着于最佳位置，促进伤口更好地愈合。

（三）精密的切口

牙周手术显微镜提高了操作的精度，从而使手术切口更精细（图 11-2）。牙周显微手术一般在 ×10、×20 的目镜视野下进行。裸眼条件下，视觉分辨率最高为 0.2mm，手部动作的最高精确度为 1mm。而在 ×20 放大倍数下，视觉分辨率可达 1μm，手部动作精确度达 10μm。

（四）精确的缝合

牙冠延长术、膜龈手术、种植手术以及与牙美容相关的手术，利用显微器械缝合可使切口缝合更加精密，术区具有良好的血供，并且可缩短创口愈合时间，减少患者的痛苦（图 11-3）。

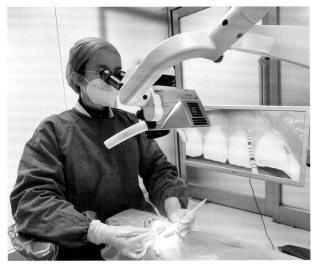

图 11-1　手术显微镜的照明及放大功能有助于牙周精细手术治疗

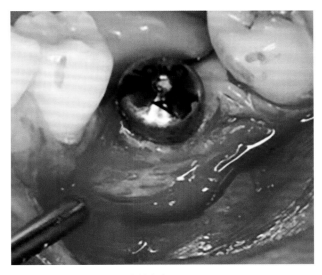

图 11-2　牙周显微手术精细切口

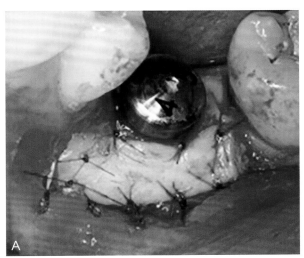

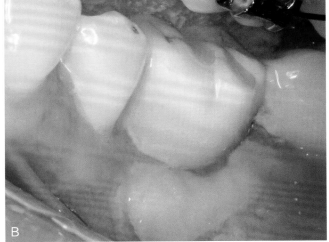

图 11-3　显微膜龈手术
A. 使用 6-0 缝线缝合固位　B. 术后 9 个月

（五）美学效果

显微器械的配合使用可使医师在口腔内各个方向自如地观察和操作，可使口腔种植手术等步入显微精细手术的新境界。使用显微手术的上皮下结缔组织移植可实现退缩牙龈的根面覆盖（图 11-4）。

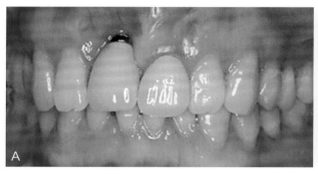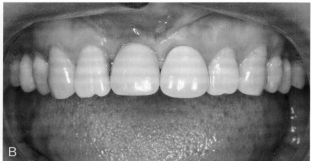

图 11-4   上皮下结缔组织瓣移植治疗 11 种植体牙龈退缩

A. 术前   B. 术后 3 个月

二、牙周显微手术的设备、器械及操作要点

（一）口腔显微镜

口腔显微镜（图 11-5）是利用凸透镜放大成像原理的光学仪器，把微小物体放大成像。口腔显微镜一般由支架系统、光学放大系统、照明系统和附件 4 部分组成。当光源将光线投射到被观察的区域时，物镜会形成经倍率变换系统处理过的被观察物件之影像。根据医师的身高、操作习惯，在牙周手术中建议使用的物镜焦距为 200~400mm。目镜的作用是放大双目镜筒内生成的中间影像。放大系数为 ×10~ ×20 的目镜可用于手术显微镜。所使用目镜的种类，不仅会决定放大倍数，而且会影响视野的大小。倍数越大，视野越小。在牙周手术中，×10 的目镜通常能在放大倍数与视野之间取得一个良好的协调。

牙周手术显微镜能够提供 2~40 倍左右的总放大倍率，临床操作中可根据需要调节放大倍数。一般口腔医师使用的放大倍数为 2.5~3.5 倍，牙周手术建议放大倍数为 3.5~4.5 倍。在脆弱组织上进行手术时，如膜龈手术建议放大倍数为 5.5~6.5 倍。

牙周手术显微镜在 350~550mm（14~22 英寸）的理想工作距离时能达到高倍率的放大效果。

（二）操作姿势及体位的选择

操作者可根据自己的坐高调整牙椅的位置，头颈及背部自然直立，显微镜的目镜与物镜成 110°角，有利于头颈部在中性体位下观察与操作。当医师使用高倍率工作时，主要是以手指和手腕的动作控制器械移动。人体工程学对口腔医师的健康至关重要（图 11-6）。建议使用手术椅使手臂舒适放松，调整手术椅的高度使医师的眼睛与目镜筒平齐，上臂自然下垂，前臂平放肘托，双脚平放地面，大腿与地面接近平行，小腿与地面垂直。医师一般坐于患者右侧或头顶后方，根据需要可以在 9 点~12 点

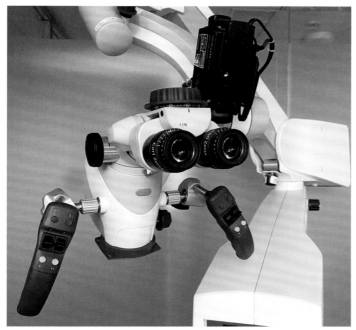

图 11-5　口腔显微镜

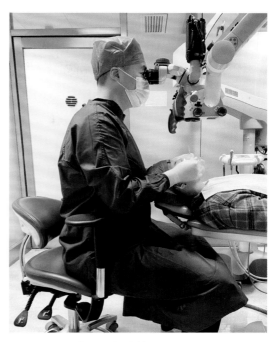

图 11-6　人体工程学体位

位的区域内调整，器械以改良执笔式握持，同时工作手的小指和无名指倚靠在固定点为支撑。这种手指支撑可以防止过早出现手部肌肉疲劳，并能将生理性颤抖减到最低。

牙周手术显微镜操作最适体位见表 11-1。

表 11-1　不同牙位、位点的牙周手术显微镜操作最适体位

牙位位点	最适体位	牙位位点	最适体位
11 唇侧	9 点位	31 唇侧	12 点位
11 腭侧	12 点位	31 舌侧	12 点位
13 唇侧	8、9 点位	23 唇侧	9、10 点位
13 腭侧	11 点位	23 腭侧	10、12 点位
33 唇侧	11、12 点位	43 唇侧	12、1 点位
33 舌侧	12 点位	43 舌侧	11、12 点位
16 颊侧	8 点位	26 颊侧	10、11 点位
16 腭侧	11 点位	26 腭侧	8 点位
36 颊侧	11 点位	46 颊侧	8 点位
36 舌侧	9 点位	46 舌侧	11 点位

（三）牙周显微手术器械

牙周显微手术器械基本类似于传统牙周手术器械。只是牙周显微手术器械在体积上更为精细微小，它们仍必须足够坚固，才能有效处理较坚韧的牙龈组织。显微手术器械的材料多为钛合金或外科不锈钢。钛合金器械较轻，但是易于发生形变，且价格更加昂贵；不锈钢器械易于磁化，但是种类更加丰富。常见的牙周显微手术器械如图 11-7 所示，由于比较精细，故建议器械放置在手术器械盒中。以下详述牙周显微手术器械之个别组件。

1. 显微持针钳（图 11-8）　显微持针钳有多种款式，可选用喙部为光滑面的显微持针钳，以降低将较细的缝线夹断的风险。持针钳常用长度为 14~18cm，尖端是直的或者稍弯曲，后者更为常用。在牙周显微手术中常用锁扣型持针钳，它能牢固地夹持缝针，手术医师不需要施加太大的力量在持针钳的握把上，则可稳固地握持缝针，用控制自如的旋转动作，让缝针穿过坚韧的牙龈组织。

2. 显微手术剪（图 11-9）　显微手术剪分为不锈钢和钛合金材质，容易损坏，最常用手术剪长度为 14cm 和 18cm。尖端锋利的显微手术剪已被证明是牙周显微手术的理想选择，剪刀的尖端呈直形或者微弯。它们主要用于剪断缝线，有时也用于软组织的修剪。显微手术剪也具有圆的握柄设计，以方便进行旋转动作。

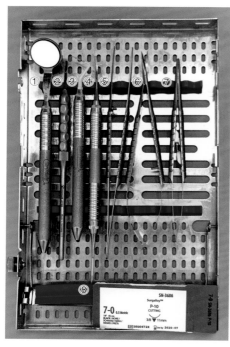

图 11-7　常用的牙周显微手术器械
①显微口镜；②显微刀片及刀柄；③牙周探针；④显微骨膜分离器；⑤显微无创组织镊；⑥显微手术剪；⑦显微持针钳；⑧显微缝线（7-0 不可吸收缝线）

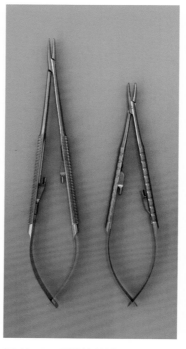

图 11-8　显微持针钳

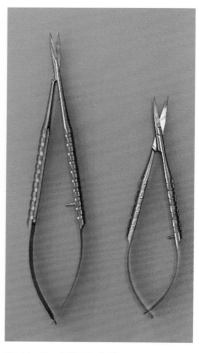

图 11-9　显微手术剪

3. **显微无创组织镊**（图11-10） 显微无创组织镊是重要的显微外科手术器械，尤其适用于精细操作和细节的修整。它常用于无损伤的夹持细小组织或者打结时夹取缝线，镊子的尖端应光滑而坚韧，对组织无损伤，且缝合时也不会使缝线断裂。显微无创组织镊分为不锈钢和钛合金材质，长度14~18cm，镊尖宽度0.8~1.0mm。

4. **显微口镜**（图11-11） 显微口镜在牙周再生性手术中的使用能帮助术者更好地评估骨缺损和根面的清创是否彻底，而彻底清创是获得良好再生效果的重要前提。

5. **显微骨膜分离器**（图11-12） 显微骨膜分离器是一种小型的骨膜剥离器械，用以剥离皮瓣，对细微的组织构造进行非创伤性剥离。

6. **显微刀柄和显微手术刀片**（图11-13） 显微刀柄和显微手术刀片设计的共同特点是极端锋利和小巧，可以在狭小的空间中完成精确的切口。显微手术刀柄必须具有圆身的握柄，让手术医师能安全无虞且精准地工作。显微手术刀片安插在握柄顶端，并且借助位于器械底部的旋转机制将刀片锁定在位。

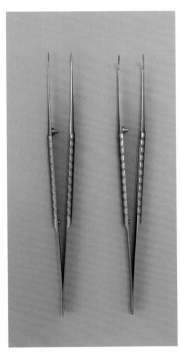

图11-10　显微无创组织镊

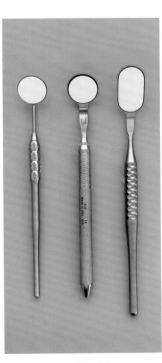

图11-11　显微口镜

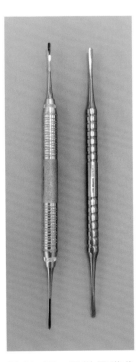

图11-12　显微骨膜分离器

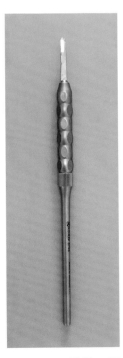

图11-13　显微刀柄和显微刀片

（四）牙周显微缝合器械（表 11-2）

1. 显微手术缝针　显微手术缝针必须具备较高的弯曲强度，以确保它们在穿过坚韧的组织时不被弯折。此外，它们必须有足够的延展性，以避免受力过载时发生断裂。最能满足这些要求的材质是高品质的不锈钢，通常表面会镀上一层镍或铬，以便于抛光。

在牙周手术中，建议采用弯度 3/8 或 1/2、弧长 8~15mm 的缝针（图 11-14），较小的缝针能在更多细节性操作中精确地缝合组织。缝针多使用针线一体的无创缝针。无创缝针与传统缝针的不同处在于，缝线是以胶粘或焊接的方式连接到无创缝针的钝部尾端，如此就有一个平滑的针、线结合交界处。因此，无创缝针能显著减少组织创伤。

2. 显微手术缝线　在牙周显微手术操作中经常使用的缝线为 6-0、7-0 和 8-0 缝线（图 11-15）。缝线可以分为可吸收和不可吸收两种，在设计上可以为多股或单股。尼龙和聚四氟乙烯这类单股、人工合成的不可吸收缝线的生物相容性和抗感染能力显著优于丝线、羊肠线等。

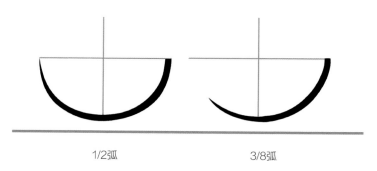

1/2弧　　　　　　　3/8弧

图 11-14　显微缝针

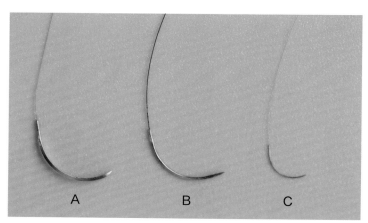

图 11-15　显微缝线
A. 6-0 缝线　B. 7-0 缝线　C. 8-0 缝线

不同部位	缝针缝线					
	缝线尺寸	缝针形状	缝针长度	材料	丝的构成	吸收性
前牙区的骨膜缝合	6-0	3/8 圆形缝针	12mm	聚氟乙烯	单股	不可吸收
后牙区的骨膜缝合	6-0	3/8 圆形缝针	15mm	聚氟乙烯	单股	不可吸收
标准的显微手术缝合	7-0	3/8 圆形缝针	12mm	聚氟乙烯	单股	不可吸收
后牙邻面的显微缝合	7-0	3/8 圆形缝针	15mm	聚氟乙烯	单股	不可吸收
不易到达部位的精细缝合	7-0	1/2 圆形缝针	8mm	聚氟乙烯	单股	不可吸收
固定上皮下结缔组织移植物	6-0	3/8 圆形缝针	12mm	聚氟乙烯	多股	可吸收(60~90 天)

3. 缝合技巧及打结方式的选择　在进针时，应该特别注意进针点与切口的距离以及进针的角度。如果切口两侧组织等厚，应垂直进针以保证全厚的组织被缝合，保持切口两端的针距一致，避免瘢痕形成。方结最稳定，且不易滑脱，是牙周种植的首选手术结（图 11-16）。缝合时选择张力适当能拉紧组织的最细缝线，可以最大限度地降低缝针造成的组织裂口和缝线在组织中穿行造成的损伤。

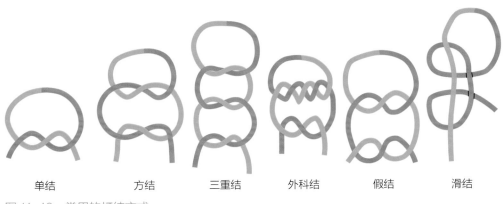

| 单结 | 方结 | 三重结 | 外科结 | 假结 | 滑结 |

图 11-16　常用的打结方式

三、牙周显微手术临床运用的训练

牙周显微手术经常在狭窄和局限的空间中操作。手术前医师应休息充分，心情放松。首次进行牙周显微手术前应做适当的训练，有助于减少紧张和不安。因此，强烈建议参加牙周显微手术的训练课程。

（一）牙周显微手术简单训练步骤

1. 显微缝合卡（图11-17） 用于感知景深，适应手术显微镜下的新视野，以训练熟悉在显微手术器械的辅助与光学放大作用之下的显微手术技巧与打结的程序。在一张硅橡胶上设计网格线，分成16个方块区，在每个方块区的硅橡胶片上制作切口。每个缝合卡上有16条方向不同的切口线，每条切口线需要缝合20~24针。

2. 显微镜下缝合练习（图11-18） 医师在垂直于缝针长轴的方向用持针钳夹持缝针后1/3处，以90°角且垂直于缝合卡硅橡胶片表面穿入，可用手术钳抵住底面来帮助定位。穿入缝针时，尽可能地将缝针推出硅橡胶片，越远越好，然后才能松开持针钳并放掉缝针。再用持针器握住缝针柄部（中间1/3），将缝针整个拉出硅橡胶片。当缝针完成硅橡胶片的穿入与穿出动作后，最好是将缝针放在视野范围内，或是插在硅橡胶片上，以方便完成外科结后再以持针钳拿取缝针。

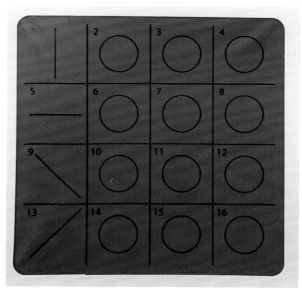

图11-17 显微缝合卡

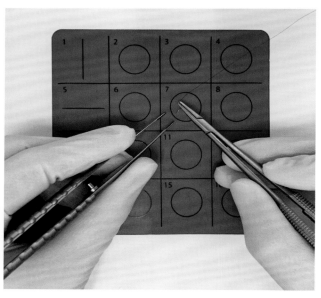

图11-18 显微镜下缝合卡缝合练习

（二）牙周显微手术进阶训练方案

第一阶段：全口牙周探诊和拆线等检查或无创操作，熟练后可以进行龈下刮治、根面平整等牙周基础治疗。

第二阶段：单颗前牙的切除性手术、再生性手术和膜龈手术。

第三阶段：单颗后牙的切除性手术、再生性手术和膜龈手术，并尝试在镜下取移植物。

第四阶段：前后牙区连续多颗牙的手术治疗、上颌窦提升以及前牙区种植体植入。

下颌前牙舌侧及后牙区为牙周显微手术比较难的术区，建议最后进行此区域的训练。

四、手术要点

1. 牙周显微手术三大优势。
2. 牙周显微手术器械的分类及选择。
3. 牙周显微手术的操作体位和缝合技巧。
4. 牙周显微手术的训练方法。

（赵海礁）

参考文献

1. 苗磊，潘亚萍. 口腔显微技术发展与应用. 中国实用口腔科杂志，2014，7（4）：196-199.

2. AIMETTI M，FERRAROTTI F，MARIANI G M，et al. A novel flapless approach versus minimally invasive surgery in periodontal regeneration with enamel matrix derivative proteins：a 24-month randomized controlled clinical trial. Clinical Oral Investigations，2017，21（1）：327-337.

3. BELCHER，J. M. A perspective on periodontal microsurgery. Inter-national Journal of Periodontology and Hestorative Dentistry，2001，21（2）：191-196.

4. BURDHARDT R，LAND N. Coverage of localized gingival recessions：comparison of micro-and macrosurgical techniques. Journal of Clinical Periodontology，2005，32（3）：287-293.

5. SAURABH L，DEPTI G. Microsurgery in periodontogy：a review . Acontemporary Research Journal of Multi-disciplinary Sciences，2017，1（1）：61-69.

6. SERAFIN D. Microsurgery：past，present，and future. Plastic and Reconstructive Surgery，1980，66（5）：781-785.

7. SURINDER S，JYOTSNA G. Periodontal microsurgery：a leap in surgical intervention. The Saint's International Dental Journal，2015，1（2）：78-81.

8. VIKENDER S Y，SANJEV K S. Periodontal microsurgery：reaching new heights of precision. J Indian Soc Periodontol，2017，22（1）：5-11.

9. MARC HÜRZELER Z O. Plastic-esthetic periodontal and implant surgery-a microsurgical approach. UK：Quintessence，2012.

第十二章
辅助正畸的牙周手术

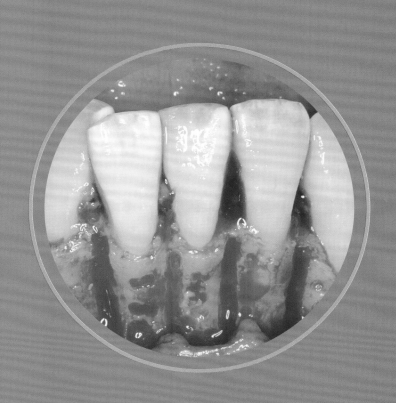

一、牙周辅助加速成骨正畸治疗技术

正畸治疗前应评估牙根移动方向的骨量，以减少骨和软组织的丧失。牙根移动方骨厚度要求至少1mm，这样牙在牙弓骨内才能保证成功的牙移动，且不会引起牙龈退缩。牙周辅助加速成骨正畸治疗（periodontally accelerated osteogenic orthodontics，PAOO）技术是将骨皮质切开术、骨移植术和传统正畸方法结合应用的一项技术，可增加牙槽骨体积、缩短治疗时间、扩大治疗范围、减少牙根吸收、提高治疗后的稳定性以及增加角化牙龈的宽度。

视频 10
辅助正畸的骨皮质切开术

① 扫描二维码
② 用户登录
③ 激活增值服务
④ 观看视频

（一）手术原理

一些证据表明，在牙槽骨手术区域出现了成骨更快的现象，也就是牙槽骨的局部加速修复现象（regional acceleration phenomenon，RAP），是 PAOO 术后牙快速移动的原因。

在传统正畸治疗施加矫治力的过程中，牙周膜可发生玻璃样变，局部的成骨细胞和破骨细胞的分化随之终止，使得牙移动减慢。外科手术辅助正畸自 19 世纪就开始使用，至今已有 100 余年。在1893 年，Bryan 首次描述骨皮质切开术可以促进牙运动，辅助正畸治疗。骨皮质切开术后，正畸力并不集中在被坚硬的骨质所包绕的牙-牙周复合体上，也不是集中在由手术切口分隔开的牙-骨块上，而是分散在牙-牙周-骨松质上，这种更好的机械力分布可能是骨皮质切开术使得压力侧牙周膜玻璃样变减少的原因。2001 年，Wilcko 等创新性地将骨皮质切开术和植骨术结合起来，引入了一种新型外科辅助正畸手术，称为加速成骨正畸治疗（accelerated osteogenic orthodontics，AOO）和牙周辅助加速成骨正畸治疗（periodontally accelerated osteogenic orthodontics，PAOO）。

（二）手术目的

1. 加快牙移动速度。

2. 有益于牙周组织健康。

3. 提高术后牙周组织稳定性，降低正畸复发率。

4. 改善辅助正畸治疗的方式。

5. 改善面型。

6. 处理特殊病例　例如牵引阻生齿、压低伸长的磨牙、拔除前磨牙后需快速移动尖牙等情况。

（三）适应证

1. 解除拥挤、缩短治疗时间（图 12-1）。

2. 加速拔除前磨牙病例中尖牙的移动（图 12-2）。

3. 增加正畸后的稳定性（图 12-3）。

4. 促进阻生牙萌出（图 12-4）。

5. 促进慢速正畸扩弓（图 12-5）。

6. 压低磨牙矫治开𬌗（图 12-6）。

7. 辅助控制支抗（图 12-7）。

8. 缩短正畸-正颌联合治疗患者术前正畸时间，及手术后相关并发症的辅助处理或替代部分牙颌畸形患者的正颌手术（图 12-8）。

9. 部分无牙颌患者的多学科治疗手段。

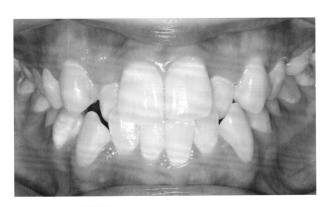

图 12-1　牙列拥挤

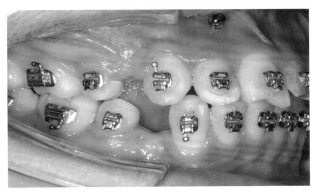

图 12-2　拔除前磨牙

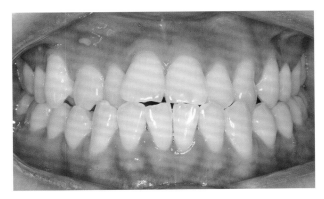

图 12-3　需增加正畸后的稳定性

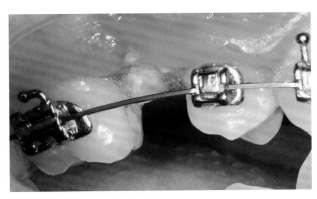

图 12-4　阻生牙萌出困难

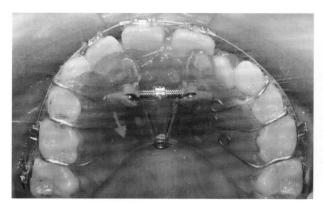

图 12-5　慢速正畸扩弓

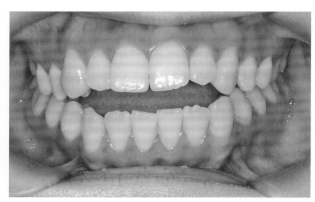

图 12-6　开𬌗

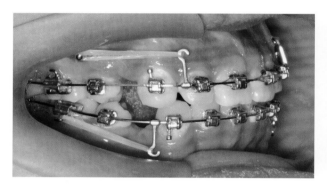

图 12-7　需辅助控制支抗

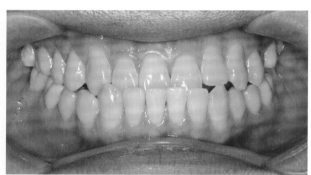

图 12-8　需正畸–正颌联合治疗

（赵迎帆医师提供）

（四）禁忌证

1. 处于活动期的牙周病患者或有牙龈退缩者。

2. 后牙严重反𬌗需扩弓者。

3. 双颌前突伴有露龈笑者。

4. 长期服用糖皮质激素或者其他减缓骨代谢药物者。

（五）术前准备

1. **术前**　必须保证患者已经接受过牙周基础治疗，牙周组织感染已经得到很好的控制，术前签署牙周手术知情同意书。

2. **PAOO 手术器械**　口镜、口腔科镊、尖探针、牙周探针、拉钩、口腔麻醉注射器、骨膜分离器、刀柄、15C# 号刀片、龈下刮治器、5mL 注射器、吸引器、组织镊、止血钳、骨粉输送器、持针钳、眼科剪刀、高速涡轮手机和球钻或超声骨刀、缝合针、可吸收缝线/不可吸收缝线（4-0）、线剪等（图 12-9）。

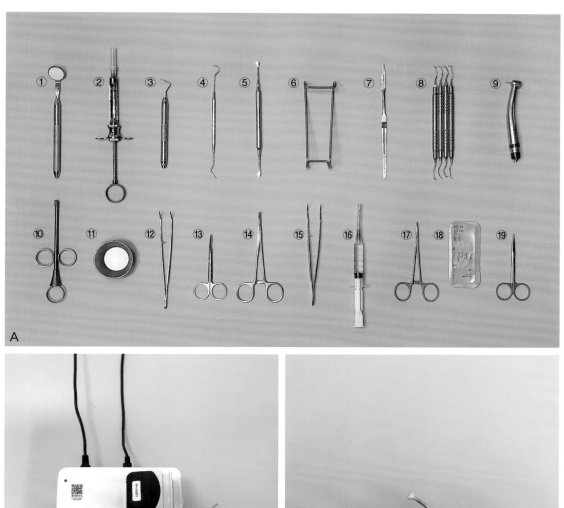

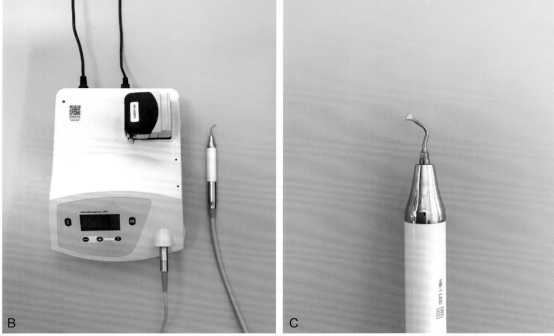

图 12-9 PAOO 手术器械

A. 手术器械：①口镜；②口腔麻醉注射器；③牙周探针；④尖探针；⑤骨膜分离器；⑥拉钩；⑦刀柄、15C# 号刀片；⑧龈下刮治器；⑨高速涡轮手机和球钻；⑩骨粉输送器；⑪骨粉碗；⑫组织镊；⑬眼科剪刀；⑭止血钳；⑮口腔科镊；⑯5mL 注射器；⑰持针钳；⑱缝合针、可吸收缝线（4-0）；⑲线剪　B. 超声骨刀设备　C. 超声骨刀手柄及工作尖

（六）手术步骤

PAOO 通常包括翻瓣、骨皮质切开、植骨和缝合 4 个步骤（图 12-10）。

1. 切口设计（图 12-11）

（1）经典切口：局部浸润麻醉后，用 15C# 刀片在术区唇侧行龈沟内切口（图 12-11A），切口范围应在骨皮质切开区域近远中向延长 2~3 个牙位，必要时可以在第一磨牙后做附加切口。翻全厚瓣，在翻瓣过程中应注意避免损伤任何血管神经束及肌肉附着点。

（2）改良切口：不做龈沟内的切口，在牙根之间做平行于牙根的垂直切口，供超声骨刀进入（图 12-11B）。

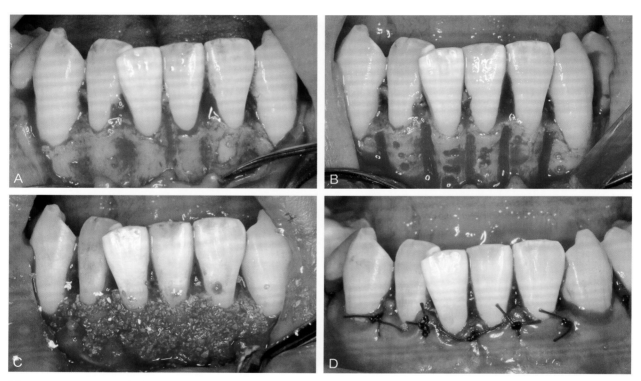

图 12-10 PAOO 手术步骤

A. 翻瓣　B. 骨皮质切开　C. 植骨　D. 缝合

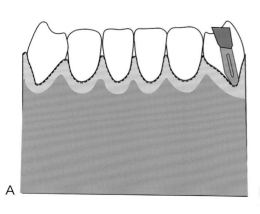

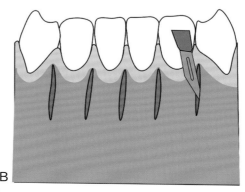

图 12-11 PAOO 手术切口设计（示意图）

A. 经典切口　B. 改良切口

2. **骨皮质切开**　翻瓣之后，用高速球钻或超声骨刀切开目标区域的骨皮质，纵向切口应距离牙槽嵴顶 2~3 mm，超过根尖约 2~3 mm，然后可以在根尖下方行水平切口以连接纵向切口，穿透1.5~2mm 的骨皮质直到达到骨松质。在这个过程中，应注意勿损伤骨松质，并要避免损伤骨内的组织，包括根尖血管和神经、上颌窦和下颌管等。

3. **植骨**　骨移植材料可以使用自体骨、异体骨（脱钙冻干骨）、异种骨（小牛骨）或者上述材料的结合应用。在多数骨皮质切开的部位均应放置植骨材料，但需注意材料不能过多，以免影响瓣复位，每颗牙移植材料的最佳体积为 0.25~0.50mL。术中可以应用富含白细胞和血小板的纤维蛋白（leukocyte-and platelet-rich fibrin，L-PRF）膜来增加植骨材料的稳定性，以减少术后炎性反应，疼痛和感染的风险，而且不影响牙移动和矫治后的短期稳定性。之后在植骨材料表面放置可吸收性膜。

4. **缝合**　黏骨膜瓣应采用不可吸收或可吸收缝线（4-0）无张力间断缝合，建议用改良褥式缝合。对于正畸中的患者，可以去掉钢丝保留托槽，利用托槽进行悬吊缝合，1~2 周后拆线。

5. **术后护理**　与常规口腔外科手术一致，应在术后给予患者抗生素、镇痛药和抗菌漱口水。为防止术后出血，可局部加压包扎 24 小时。

6. **临床病例**　PAOO 的临床病例展示如图 12-12~ 图 12-17 所示。

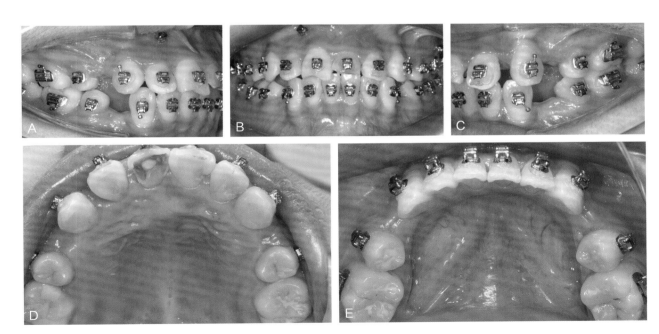

图 12-12　PAOO 术前
A. 治疗前右侧口内像　B. 治疗前正面口内像　C. 治疗前左侧口内像　D. 上颌𬌗面像　E. 下颌𬌗面像

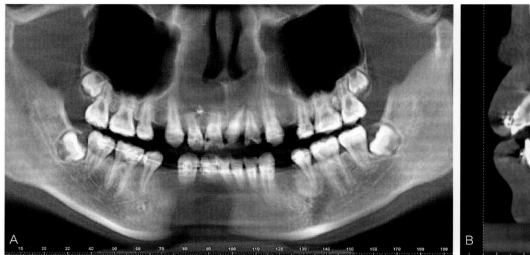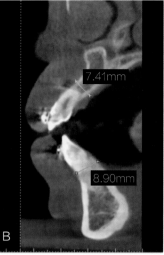

图 12-13　PAOO 术前 CBCT 影像

A. CBCT 冠状面观　B. CBCT 矢状面观：13、43 唇舌向骨板宽度

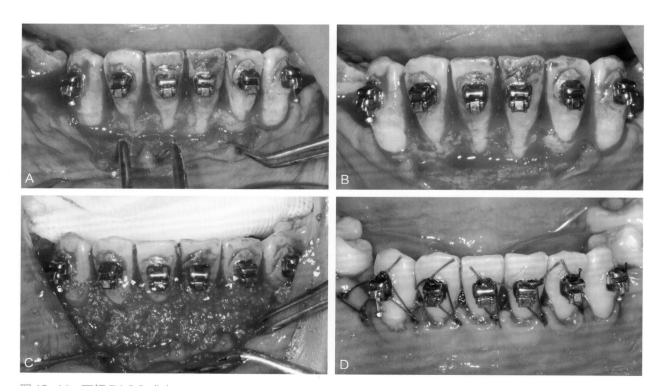

图 12-14　下颌 PAOO 术中

A. 35-45 翻瓣　B. 33-43 骨皮质切开　C. 植骨　D. 缝合

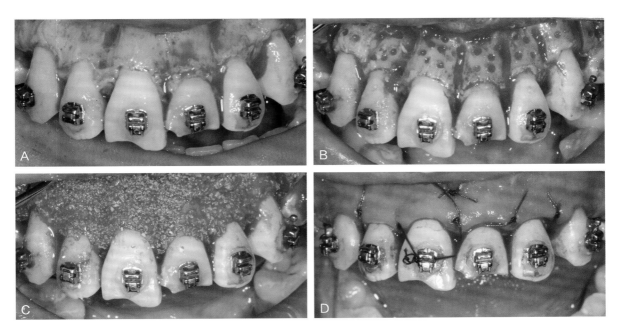

图 12-15 上颌 PAOO 术中

A. 15-25 翻瓣　B. 13-23 骨皮质切开　C. 植骨　D. 缝合

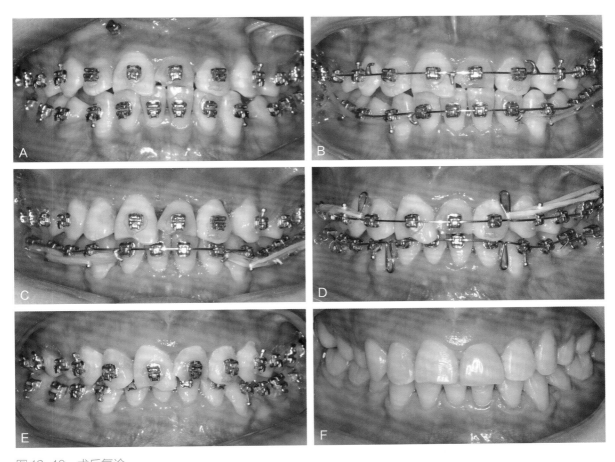

图 12-16 术后复诊

A. 术前　B. 下颌术后 2 个月　C. 下颌术后 6 个月，上颌术后 2 周　D. 下颌术后 8 个月，上颌术后 2 个月

E. 术后 1 年　F. 术后 3 年

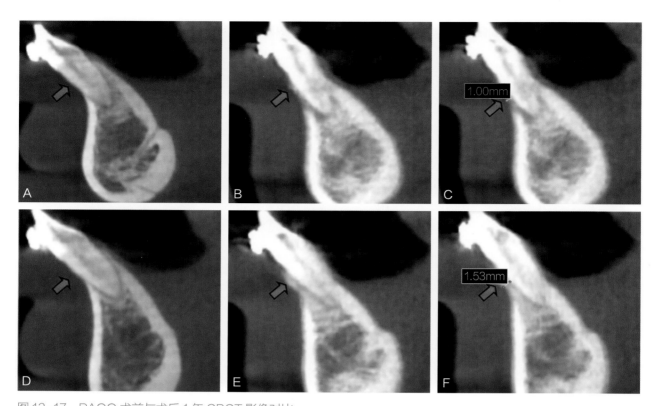

图 12-17　PAOO 术前与术后 1 年 CBCT 影像对比

A. 31 术前 CBCT　B. 31 术后 CBCT　C. 31 唇侧骨板增厚 1.00mm　D. 41 术前 CBCT　E. 41 术后 CBCT　F. 41 唇侧骨板增厚 1.53mm

（七）术后正畸治疗时机

正畸装置需在骨皮质切开术前约 1 周粘接，但对于需同时行较为复杂的膜龈手术者，没有正畸装置会使得翻瓣和缝合相对容易。手术后可即刻施加正畸力或延迟一段时间，应注意对于所有患者，正畸加力都不应超过术后 2 周，以免错过有效利用手术区域牙槽骨局部加速修复的时机。患者复诊时间为 1~3 周，隐形矫治器可以 5 天 1 副，固定矫治器通常为 2 周。

（八）术后并发症

PAOO 虽然有其明显的优势，但手术为侵入性的操作，存在手术风险及并发症。

1. 牙周组织损伤　尽管 PAOO 被认为是一种侵入性较小的手术，但是仍然有一些关于骨皮质切开术后对牙周组织不良影响的报道，可能会引起牙间乳头肿大、牙龈退缩等。尽管 PAOO 术中进行了植骨，但是由于需将骨皮质切开，牙相距较近时易造成邻面骨丧失及骨缺损。

2. 术后出现肿胀、疼痛或感染　术后数日内有部分患者会出现较严重的疼痛，约 1 周后有所缓解。较大范围骨皮质切开后可能会引起面部及颈部皮下血肿。

3. 影响牙髓活力　有文献报道，骨皮质切开区域牙的牙髓活力并不受影响。快速移动后对牙髓活力的长期研究尚未在文献中进行评估报道。Liou 等在动物实验中发现，以每周 1.2mm 的速度加速牙移动不会影响牙髓活力。

4. 牙根吸收 任何正畸治疗都有可能产生牙根吸收的风险，牙根吸收的增加与治疗期间正畸施力的大小有关。PAOO 减少正畸治疗时间有可能会降低牙根吸收的风险。但是，PAOO 对于牙根吸收的长期影响还需进一步研究。

这些并发症的发生与正畸治疗的时间长短、正畸过程中施加力量的大小相关。同时，PAOO 植骨后软组织也会增加，改善了牙周组织的厚度，完善了牙周组织结构，有利于牙周组织的长期改善。

二、牙槽嵴上纤维环切术

牙槽嵴上纤维环切术（circumferential supracrestal fibrotomy，CSF），即于龈沟内做贯穿结合上皮和牙槽嵴上方结缔组织附着的环形切口，离断牙槽嵴顶纤维，从牙根表面剥离牙龈，同时切断越隔纤维，然后配合根面平整术可促进牙龈上皮和结缔组织的再附着。

（一）手术原理

1970 年，Edwards 首次提出嵴上纤维环切术，用于减少扭转牙的复发。1988 年，Kozlovsky 又提出嵴上纤维环切术联合正畸助萌延长临床牙冠，此方法能有效减少正畸牵引过程中附着组织和牙槽嵴的冠向增生，正畸牵引后无需通过复杂的牙周手术对牙槽骨进行修整，临床操作简单，患者痛苦小。手术原理基于扭转牙纠正后复发的主要原因为，牙槽嵴上纤维在正畸治疗中受到了牵拉，切除牙槽嵴上纤维和横隔纤维可松解牙周纤维受到的牵拉，从而有效地防止扭转的复发，牙周纤维切断深达 3mm，达到牙槽骨边缘以下，牙能适应新的位置，牙龈组织可以恢复到原先的垂直水平。因此，牙龈嵴上纤维环切术不会破坏健康牙龈组织。

（二）手术目的

辅助严重扭转牙矫治，减少保持时间，防止复发；助萌延长临床牙冠；辅助正畸牵引、压入移动。

（三）适应证

1. 减少正畸治疗后扭转牙的复发，辅助扭转牙矫治，包括前牙外翻、内翻，后牙颊向或扭转（图 12-18）。
2. 中切牙间隙矫治后（图 12-19）。
3. 助萌延长临床牙冠（图 12-20）。
4. 辅助正畸牵引、压入移动（图 12-21）。

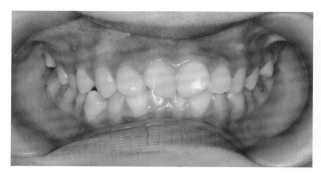

图 12-18　前牙外翻

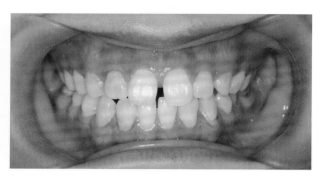

图 12-19　中切牙间隙

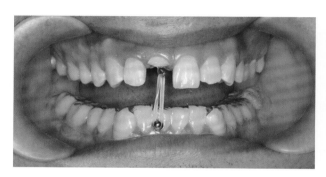

图 12-20　助萌延长临床牙冠

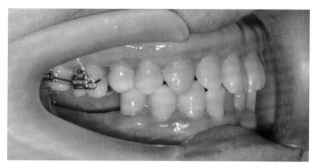

图 12-21　需正畸压入移动

（赵迎帆医师提供）

（四）禁忌证

1. 正畸主动治疗中的患者。

2. 中度或重度牙龈炎症患者。

3. 牙龈退缩患者。

4. 牙唇舌侧骨板薄、附着龈较少的患者。

（五）术前准备

1. 术前必须保证患者已接受过牙周基础治疗，牙周组织感染已经得到很好的控制，术前签署牙周手术知情同意书。

2. 手术器械准备　口镜、镊子、尖探针、牙周探针、拉钩、口腔麻醉注射器、刀柄、手术刀片（11#、12# 或 15#）或激光机、龈下刮治器、5mL 注射器、吸引器、组织镊、持针钳等（图 12-22）。

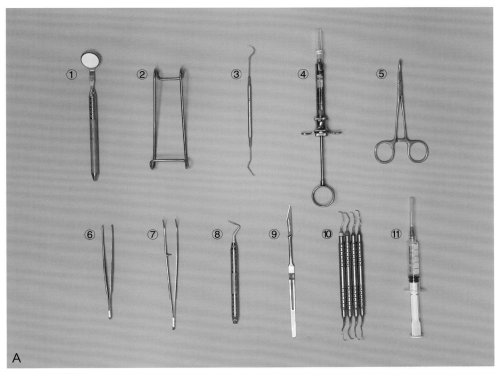

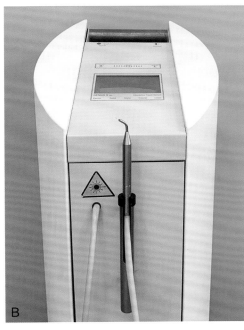

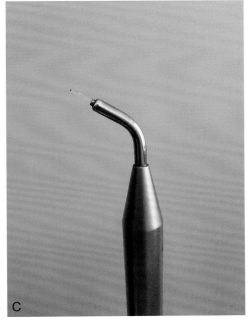

图 12-22　牙槽嵴上纤维环切术手术器械

A. 手术器械：①口镜；②拉钩；③尖探针；④口腔麻醉注射器；⑤持针钳；⑥镊子；⑦组织镊；⑧牙周探针；⑨刀柄及 11# 手术刀片；⑩龈下刮治器；⑪5mL 注射器　B. 激光机 C. 激光手柄和光纤头

（六）手术时机

1. 扭转牙矫治

（1）扭转牙完成纠正，矫治器拆除前2周。

（2）扭转牙完全纠正，矫治器拆除后即刻。第2天即可戴用上下颌保持器。

2. 正畸牙压入

系统的牙周治疗，牙周炎得到控制，3~6个月后开始正畸治疗。牙列初步排齐后，在患者整平阶段使用不锈钢圆丝首次压低患牙加力后，即行牙龈环切术。

（七）手术方法

1. 切口设计　主要有以下三种不同形式切口供选择（图12-23）：

（1）指向牙槽嵴顶的龈沟内切口：刀片由龈沟上皮切入，保持刀片与根面平行，直至抵达牙槽嵴。沿牙槽嵴进行切口，环绕唇、舌面将游离龈纤维切至牙槽嵴顶（图12-23A）。

（2）指向牙周间隙的龈沟内切口：刀片从龈沟底穿透结合上皮及结缔组织至牙槽嵴水平，保持刀片靠近牙骨质并与牙根平行，切口向下延伸至牙槽嵴顶以下2~3mm，从唇面沿圆周延伸至舌面，包括近中面，离断牙槽嵴上纤维及横隔纤维，配合根面平整术（图12-23B）。

（3）指向牙槽嵴顶的近龈缘切口：探诊龈沟深度，在探针读数基础上增加1mm记为出血点。在唇、舌面，切口与牙体长轴成45°角，刀片由角化上皮始入，通过龈乳头达牙槽骨，直至到达出血点，沿唇舌面行纤维环切（图12-23C），但在附着龈窄或骨板薄的区域应尽量避免行该切口，以预防牙龈退缩。

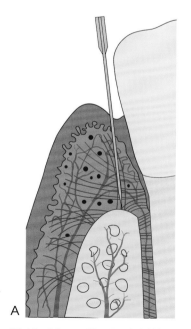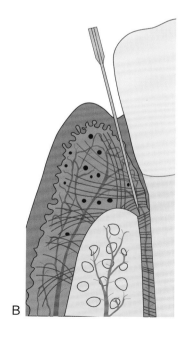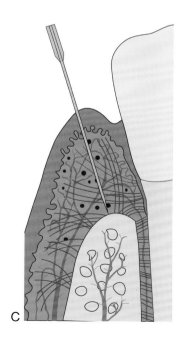

图12-23　三种不同形式的切口
A. 指向牙槽嵴顶的龈沟内切口　B. 指向牙周间隙的龈沟内切口　C. 指向牙槽嵴顶的近龈缘切口

2. 若患有牙周炎，需在牙周炎症得到控制，口腔卫生保持良好的状况下，3~6 个月后开始正畸治疗，牙列初步排齐后，将扭转的牙对准理想位置，放置舌侧粘接固位体后进行嵴上纤维环切术。

3. 局麻下使用外科手术刀（11#、12# 或 15# 手术刀片）或激光光纤尖端行纤维环切术。

4. 术中采用生理盐水浸湿的纱布条压迫止血。术后一般不使用牙周塞治剂，嘱患者保持口腔卫生及使用漱口水。术后 1 周复诊。

（八）术后并发症

1. 术后存在的问题包括疼痛、出血及患者接受能力差。

2. 因为手术的创伤性，术后可能导致龈沟的深度增加和牙龈退缩。

3. 由于暂时破坏结合上皮和结缔组织的封闭作用，可致细菌侵入龈下，加之菌斑形成、托槽刺激和正畸加力后牙槽骨的改建，可加重患牙牙周炎。

（九）手术效果

嵴上纤维环切术在缓解单纯旋转复发方面比唇舌向复发更有效，在减少上颌前段复发方面比下颌前段更有效。

三、手术要点

1. 手术最好在显微镜下操作。

2. 手术中切开和剥离牙龈组织时动作要轻柔。

3. 手术中要避免牙龈损伤。

4. 骨皮质切开建议应用超声骨刀。

5. 注意不要损伤牙根。

6. 骨皮质切开应在牙槽嵴顶下 2mm 开始。

7. 可以用激光行嵴上纤维环切术，患者疼痛和肿胀较小。

（林　莉）

参考文献

1. ALFAWAL A M, HAJEER M Y, AJAJ M A, et al. Effectiveness of minimally invasive surgical procedures in the acceleration of tooth movement: a systematic review and meta-analysis. Prog Orthod, 2016, 17（1）: 33.

2. AL-NAOUM F, HAJEER M Y, AL-JUNDI A. Does alveolar corticotomy accelerate orthodontic tooth

movement when retracting upper canines? A split-mouth design randomized controlled trial. J Oral Maxillofac Surg, 2014, 72（10）: 1880-1889.

3. AMIT G, JPS K, PANKAJ B, et al. Periodontally accelerated osteogenic orthodontics（PAOO）- a review. J Clin Exp Dent, 2012, 4（5）: e292-296.

4. EDWARDS J G. A surgical procedure to eliminate rotational relapse. Am J Orthod, 1970, 57: 35-46.

5. KOZLOVSKY A, TAL H, LIEBERMAN M. Forced eruption combined with gingival fiberotomy. A technique for clinical crown lengthening. J Clin Periodontol, 1988, 15: 534-538.

6. LEE J K, CHUNG K R, BAEK S H. Treatment outcomes of orthodontic treatment, corticotomy-assisted orthodontic treatment, and anterior segmental osteotomy for bimaxillary dentoalveolar protrusion. Plast Reconstr Surg, 2007, 120（4）: 1027-1036.

7. MAKKI L, FERGUSON D J, WILCKO M T, et al. Mandibular irregularity index stability following alveolar corticotomy and grafting: a 10-year preliminary study. Angle Orthod, 2015, 85（5）: 743-749.

8. MOON C H, WEE J U, LEE H S. Intrusion of overerupted molars by corticotomy and orthodontic skeletal anchorage. Angle Orthod, 2007, 77（6）: 1119-1125.

9. MURPHY K G, WILCKO M T, WILCKO W M, et al. Periodontal accelerated osteogenic orthodontics: a description of the surgical technique. J Oral Maxillofac Surg, 2009, 67: 2160-2166.

10. ÖZTÜRK M. DORUK C, ÖZEÇ I, et al. Pulpal blood flow: effects of corticotomy and midline osteotomy in surgically assisted rapid palatal expansion. J Craniomaxillofac Surg, 2003, 31（2）: 97-100.

11. REN A, LV T, KANG N, et al. Rapid orthodontic tooth movement aided by alveolar surgery in beagles. Am J Orthod Dentofacial Orthop, 2006, 131（2）: 160. e1-10.

12. SLUTZKEY S, LEVIN L. Gingival recession in young adults: occurrence, severity, and relationship to past orthodontic treatment and oral piercing. Am J Orthod Dentofacial Orthop, 2008, 134（5）: 652-656.

13. WILCKO M T, FERGUSON D J, MAKKI L, et al. Keratinized gingiva height increases after alveolar corticotomy and augmentation bone grafting. J Periodontol, 2015, 86（10）: 1107-1115.

14. WILCKO M T, WILCKO W M, BISSADA N F. An evidence-based analysis of periodontally accelerated orthodontic and osteogenic techniques: a synthesis of scientific perspectives. Semin Orthod, 2008, 14（4）: 305-316.

15. WILCKO W M, WILCKO T, BOUQUOT J E, et al. Rapid erthodentics with alveolar veshaping: two case reports of decrowding. Int J Periodontics Restorative Dent, 2001, 21（1）: 9-19.

第十三章
牙周炎患者的
种植治疗

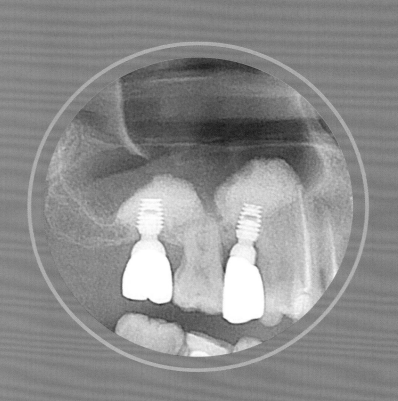

种植修复治疗是修复缺失牙的重要方法，牙周炎导致的缺失牙同样适用于种植修复治疗。在种植前应做好牙周危险因素评估，明确达到高标准的牙周感染控制水平非常重要。种植治疗后，定期复诊，坚持牙周支持治疗，以有效提高牙周炎患者种植牙的长期成功率。

一、原理

骨结合（osseointegration）是指负载的种植体表面与周围发育良好的骨组织之间在结构与功能上的直接结合，界面无纤维组织介入。骨结合理论由 Brånemark 教授在 1977 年正式提出，是牙种植成功的重要标志及现代口腔种植学的理论基础。骨结合至今仍是公认的种植体与周围骨组织最理想的结合状态。

二、牙周炎患者种植治疗的风险

1. 种植治疗的长期预后并不比经过适当牙周治疗的患牙（天然牙）好。应尽可能通过完善的牙周治疗保留天然牙，而不是轻易决定拔除并种植。

2. 种植体周炎的致病微生物及发病机制与牙周炎相似，牙周炎患者口内余留牙的牙周致病菌可向邻近的种植体传递。

3. 牙周炎在经过完善的牙周系统治疗后，不是种植治疗的禁忌证。种植治疗前未进行完善牙周治疗的牙周炎，则是种植的绝对禁忌证。

4. 相比于无牙周炎的种植治疗患者，重症牙周炎患者即使经过完善的牙周系统治疗后进行种植治疗，仍有较高发生牙周炎及种植体周炎的风险。

三、种植治疗的牙周准备

在种植治疗前进行完善有效的牙周系统治疗，并且达到高标准的牙周感染控制水平，是牙周炎患者种植成功的关键。在种植手术前，患者的牙周状况要求达到临床龈健康状态，标准是：BOP<10%，PD≤4mm，且 PD 为 4mm 位点 BOP 阴性。

种植手术前牙周治疗包括两方面内容：

1. 评估危险因素，制订治疗计划。

2. 充分控制牙周感染，消除牙周病损，将口腔内的致病微生物控制到较低的水平，建立高标准的菌斑控制。

牙周炎患者种植治疗流程如图 13-1 所示。

牙周炎患牙存在牙槽骨水平型骨吸收、垂直型骨吸收及混合型骨吸收，重度牙周炎患牙存在比较严重的骨缺损，在决定拔除牙周病患牙时要充分考虑剩余牙槽骨量，并进行位点保存手术，以维持牙槽骨的宽度与高度，利于后期的种植治疗。临床多见牙周炎患者因为治疗不及时或者缺牙时间过长，牙槽骨破坏严重，常导致种植可用的骨宽度尚可而骨高度不足。在上颌后牙区，骨高度不足一般要进行上颌窦提升手术。在下颌后牙区，受下颌管位置的影响，骨高度不足可以考虑使用短植体修复。在决定拔除患牙并进行种植治疗时，医师要根据软硬组织缺损的情况，选择安全稳妥、疗效可靠、操作简单的治疗方式（图 13-2）。

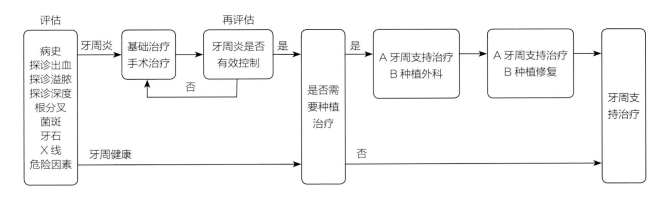

图 13-1　牙周炎患者种植治疗流程

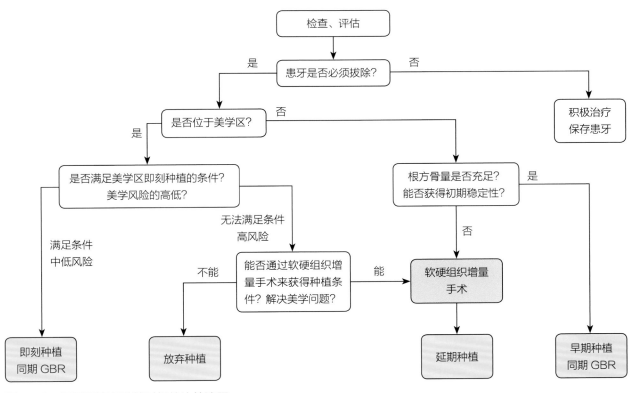

图 13-2　牙周炎患者种植时机的决策流程

四、种植治疗前准备

与患者沟通并确认种植治疗计划，签署种植手术知情同意书。

种植手术常用器械（图13-3）包括：口镜、牙周探针、口腔麻醉注射器、刀柄、手术刀片（常用型号为11#、12#、12D#、15C#）、骨膜分离器、刮匙、组织镊、组织剪、5mL 注射器、骨粉输送器、持针钳、缝合针线（常用圆针、4-0 可吸收缝线）等。此外，根据手术需要准备专用器械，如上颌窦底提升器械（图13-4）等。

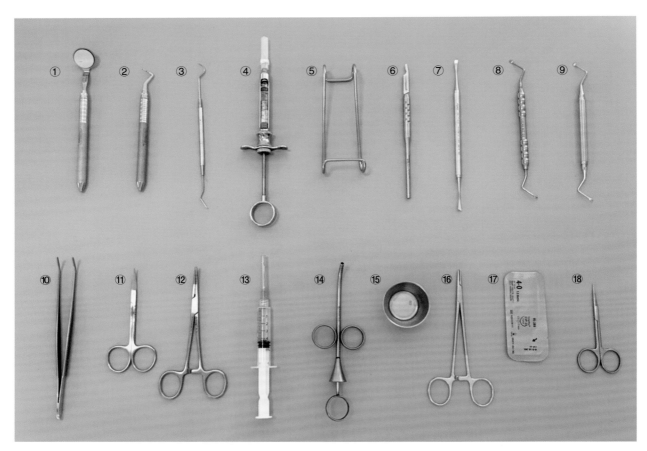

图 13-3　种植手术常用器械
①口镜；②牙周探针；③尖探针；④口腔麻醉注射器；⑤拉钩；⑥刀柄刀片；⑦骨膜分离器；⑧带齿刮匙；⑨刮匙；⑩无创组织镊；⑪手术剪；⑫止血钳；⑬5mL 注射器；⑭骨粉输送器；⑮骨粉碗；⑯持针钳；⑰4-0 可吸收缝线；⑱线剪

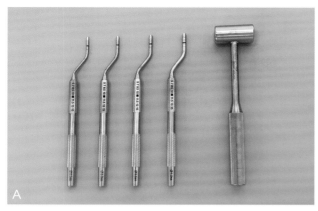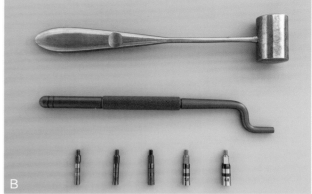

图 13-4 经牙槽嵴上颌窦底提升术专用的上颌窦底冲顶工具

A. OSSTEM 冲顶骨凿与敲击锤　B. BICON 外科工具盒内的冲顶骨凿、敲击杆与敲击锤

五、微创上颌窦底提升术

上颌窦底提升术是指通过外科手术将上颌窦底黏膜（简称窦底膜）从窦底骨壁剥离并适当抬高，从而获得足够的窦底骨高度以植入种植体。按手术径路，上颌窦底提升术分为两种，即经牙槽嵴上颌窦底提升术（通常称为上颌窦内提升术）和上颌窦侧壁开窗术（通常称为上颌窦外提升术）。

上颌后牙区骨高度不足，通常采用上颌窦底提升术。

窦底骨高度超过 6~8mm，建议采用上颌窦内提升手术。窦底膜提升高度小于 2mm 则无需植入骨移植材料，可同期植入种植体。

窦底骨高度小于 4~5mm，通常采用上颌窦外提升术，需植入骨移植材料。通常难以获得良好的初期稳定性，需要延期植入种植体。

上颌窦内提升术的术后反应轻微，而上颌窦外提升术创伤大、术后反应通常比较严重；延期植入种植体也增加了治疗次数、延长了治疗周期。因此，对于窦底骨高度小于 4~5mm 需行上颌窦外提升术的病例，更推荐采用微创上颌窦内提升术。在上颌窦内提升术中，抬起窦底膜后，对窦底膜进行钝性剥离并充分松弛，然后植入骨移植材料，实现与上颌窦外提升术类似的效果。配合使用 BICON 短植体与窦提升基台，则可以同期完成种植体的植入。本章节重点描述窦底骨高度小于 4~5mm 病例进行的微创上颌窦内提升术。

（一）适应证

1. 上颌后牙缺失，窦底骨高度 1~5mm。

2. 上颌窦内无炎症表现。影像学检查窦底清晰，术区窦内无骨性分隔。

（二）禁忌证

1. **上颌窦急、慢性炎症**　影像学检查上颌窦内黏膜增厚、囊肿、积液等。

2. **吸烟**　吸烟者上颌窦黏膜萎缩变薄，容易撕裂。

（三）专用器械

经牙槽嵴上颌窦底提升术需要专用的上颌窦底冲顶工具（见图13-4），包括骨凿与敲击锤。

（四）微创上颌窦底提升术的技术要点

微创上颌窦底提升术的技术要点如图13-5所示。

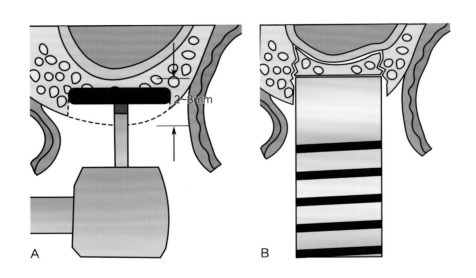

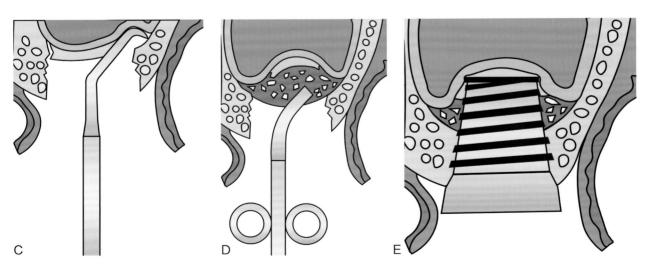

图13-5　微创上颌窦底提升术（示意图）

A. 用盘状高速金刚砂车针制备种植窝洞，保留1mm窦底骨板　B. 使用专用冲顶骨凿，将窦底的薄层骨板敲击骨折，并与周围骨壁断开　C. 使用小头、圆钝的黏膜剥离器械，紧贴着窦底的骨板，剥离并充分松弛窦底膜　D. 植入骨移植材料填充窦底膜与骨板之间的间隙　E. 植入已口外连接窦提升基台的种植体

（五）手术步骤

手术步骤如图 13-6 所示。

1. 常规消毒，麻醉，切开，翻全厚瓣。

2. **确定种植位点并制备种植窝洞（图 13-6C）** 确定并标记牙槽嵴顶处理想的种植位点，制备浅圆盘状的种植窝洞，洞底保留约 1mm 的窦底骨板，保证不损伤窦底膜。推荐在显微镜下使用超声骨刀，或者使用盘状的高速金刚砂车针低速磨除，注意控制深度，点状磨除，随时检查，严防穿通。

3. **冲顶（图 13-6D）** 使用专用冲顶骨凿，将窦底的薄层骨板敲击骨折，并与周围骨壁断开。推荐在显微镜下使用超声骨刀或带齿的刮匙切断洞底骨板与周围骨壁的连接。注意控制力量，小心冲顶，随时检查，严防穿通。

4. **剥离上颌窦窦底黏膜（图 13-6E、F）** 使用小头、圆钝的黏膜剥离器械，紧贴着窦底的骨板，轻轻剥离并充分松弛窝洞底部周围的窦底膜，检查松弛深度，鼓气试验检查窦底膜的完整性。

5. **填充骨移植材料，植入种植体（图 13-6G）** 用骨粉输送器将骨移植材料输入窝洞内，向深处及四周填充。种植体植入前，必须先将窦提升基台与植体在口外连接好。植入后，窦提升基台将卡在种植窝洞外面牙槽嵴顶的表面，需调整好窦提升基台的轴向并稳固地放置。减张缝合，关闭创口。

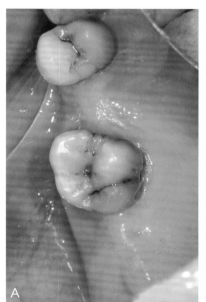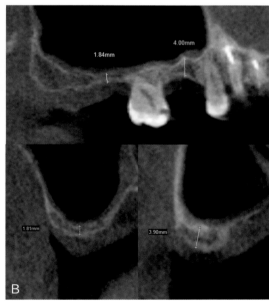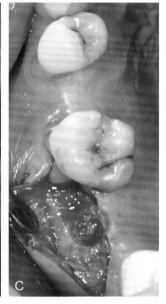

图 13-6　微创上颌窦底提升术

A. 15、17 种植位点的术前情况　B. 术前影像学检查：15、17 位点窦底骨高度分别约为 4mm、2mm　C. 17 位点制备浅圆盘状的种植窝洞，要求保留 1mm 的窦底骨板

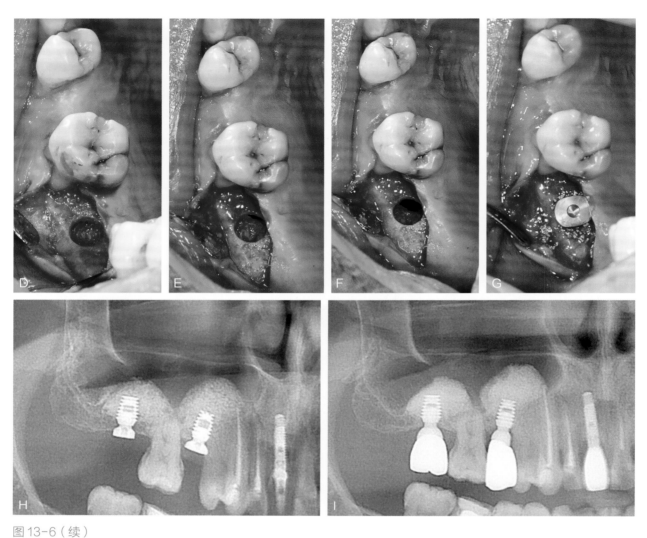

图 13-6（续）

D. 冲顶并切断洞底骨板与周围的连接　E. 剥离洞底周边的窦底膜　F. 充分松弛窦底膜并检查黏膜的完整性　G. 上颌窦内植骨并植入已口外连接窦提升基台的植体　H. 术后即刻全景片　I. 负重 8 个月后全景片

六、下颌后牙区短植体的应用

　　下颌后牙区垂直骨高度不足，建议使用短植体，种植体与下颌管的距离保留在 2mm 以上，注意防止损伤神经（图 13-7）。机械损伤、温度、压力都可能对神经带来有害刺激，因此窝洞制备贴近下颌管时，建议低速备洞，或者手动工具备洞，以减少对下牙槽神经可能的损害。在垂直骨高度低于 5mm 的情况下，建议采取一些难度更大的手术方式如下牙槽神经剥离、垂直性骨增量手术等，或者放弃种植。

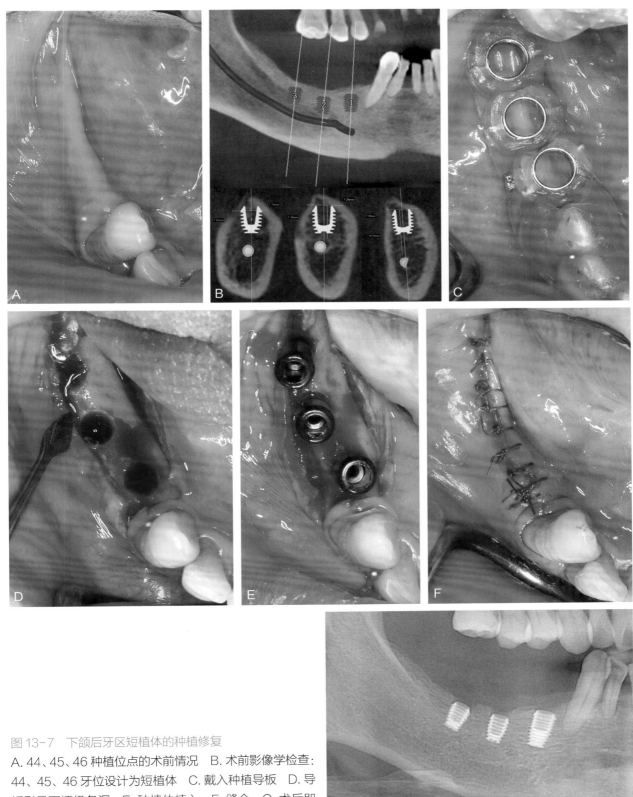

图 13-7 下颌后牙区短植体的种植修复

A. 44、45、46 种植位点的术前情况　B. 术前影像学检查：44、45、46 牙位设计为短植体　C. 戴入种植导板　D. 导板引导下逐级备洞　E. 种植体植入　F. 缝合　G. 术后即刻全景片

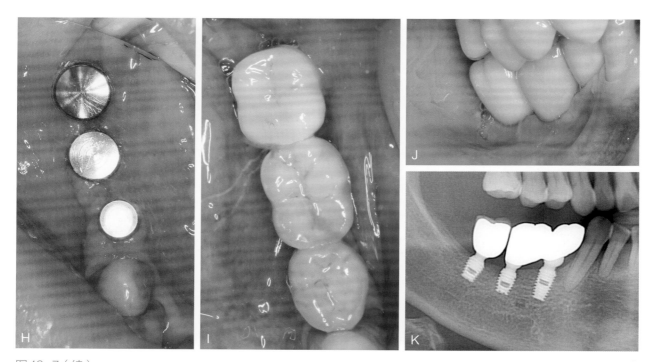

图 13-7（续）

H. 二期手术安置临时基台　I、J. 戴入固定修复体　K. 修复后全景片

七、美学区种植

在前牙美学区，根据软硬组织缺损的情况，可以选择即刻种植、早期种植或者延期种植，配合软硬组织增量手术。

美学区即刻种植有严格的适应证与美学风险评估系统（表13-1），必须谨慎选择适合的病例。

1. 唇侧骨板完整，厚度大于1mm。

2. 厚龈生物型。无急性感染。

3. 根方与腭侧骨量充足，能提供足够的初期稳定性。

4. 能保证植体正确的三维位置。

5. 唇侧能保证2mm的跳跃间隙并植骨。

视频 11

美学区即刻种植

① 扫描二维码
② 用户登录
③ 激活增值服务
④ 观看视频

表 13-1　种植美学风险评估

美学风险因素	风险水平		
	低	中	高
健康状态	健康，免疫功能正常		免疫功能低下
吸烟习惯	不吸烟	少量吸烟（<10 支/d）	大量吸烟（>10 支/d）
患者自我美学期望值	低	中	高
唇线	低位	中位	高位
牙龈生物型	低弧线形 厚龈生物型	中弧线形 中厚龈生物型	高弧线形 薄龈生物型
牙冠形态	方圆形		尖圆形
位点感染情况	无	慢性	急性
邻面牙槽嵴高度	到接触点≤5mm	到接触点 5.5~6.5mm	到接触点≥7mm
邻牙修复情况	无修复体		有修复体
缺牙间隙的宽度	单颗牙（≥7mm）	单颗牙（<7mm）	两颗牙或两颗牙以上
软组织解剖	软组织完整		软组织缺损
牙槽嵴解剖	无骨缺损	水平向骨缺损	垂直向骨缺损

　　对于无法保存、必须拔除的美学区患牙，在符合适应证且中低美学风险的情况下，推荐不翻瓣的即刻种植，以微创的方式解决患者的美观要求（图 13-8）。

　　在美学区，牙周感染导致需要拔除的患牙常伴随一定程度的骨缺损，建议进行 GBR 骨增量，同期或者延期植入种植体（图 13-9）。

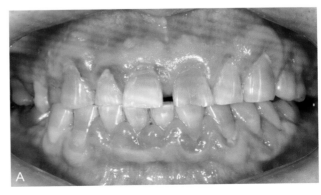

图 13-8　牙周炎患者美学区 11 不翻瓣的即刻种植与即刻修复
A. 初诊：患者男，46 岁，高血压病史，不吸烟。诊断为广泛型牙周炎Ⅲ期 C 级，药物性牙龈肥大

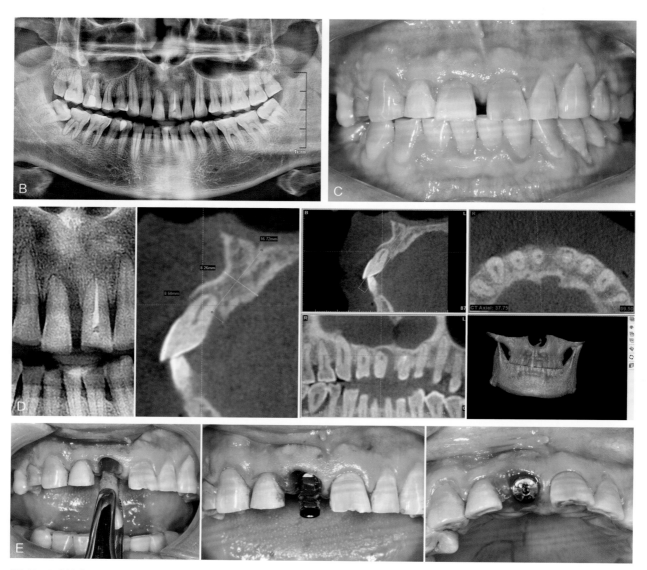

图 13-8（续）

B. 初诊：全景片　C. 种植术前：经牙周基础治疗，牙周炎症基本控制。11 松动Ⅲ°，PD 9mm。21 牙冠变色，无松动、无叩痛。低位笑线、中厚龈生物型、唇系带附着位置良好、附着龈宽度充足、无软组织缺损　D. 种植术前：影像学检查见 11 牙槽骨水平吸收、垂直吸收，唇侧骨板有缺损，根方可用骨量尚可。21 根管治疗，无根尖周病变　E. 种植术中：不翻瓣微创拔除 11，拔牙窝彻底清创，偏腭侧定点、逐级备洞，植入 Zimmer 3.7×13 TSV 种植体 1 枚，跳跃间隙及骨缺损区植骨，放置愈合基台封闭创口

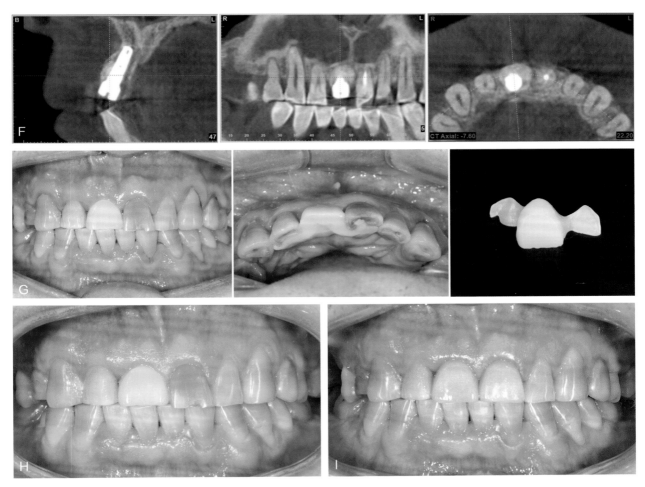

图 13-8（续）

F. 种植术后：影像学检查　G. 即刻修复：术后次日去除愈合基台放置覆盖螺丝，戴入卵圆形组织面的临时修复体　H. 牙龈重塑与牙周支持治疗：定期复诊，调整临时修复体（接触点到牙槽嵴顶距离小于 5mm，组织面与牙龈接触区域调为平面或凹面），引导龈乳头与龈缘生长。坚持牙周支持治疗，持续控制牙周感染　I. 11、21 永久修复。龈缘丰满，龈乳头充盈

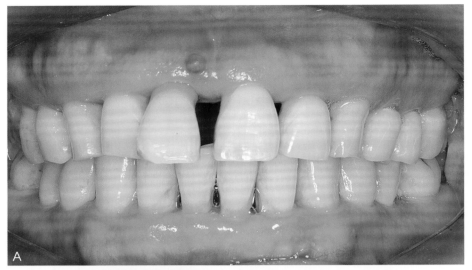

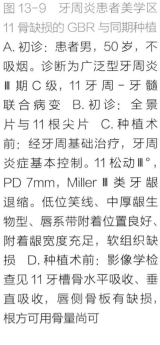

图13-9 牙周炎患者美学区11骨缺损的GBR与同期种植

A. 初诊：患者男，50岁，不吸烟。诊断为广泛型牙周炎Ⅲ期C级，11牙周-牙髓联合病变　B. 初诊：全景片与11根尖片　C. 种植术前：经牙周基础治疗，牙周炎症基本控制。11松动Ⅲ°，PD 7mm，Miller Ⅲ类牙龈退缩。低位笑线、中厚龈生物型、唇系带附着位置良好、附着龈宽度充足，软组织缺损　D. 种植术前：影像学检查见11牙槽骨水平吸收、垂直吸收，唇侧骨板有缺损，根方可用骨量尚可

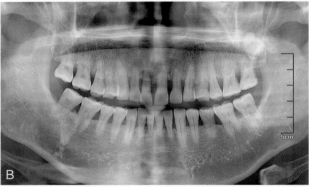
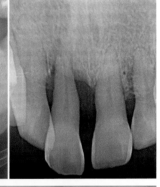

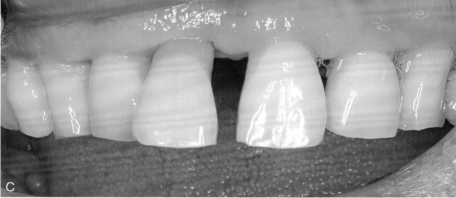

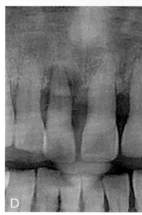
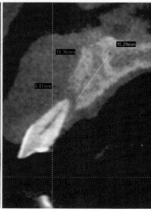
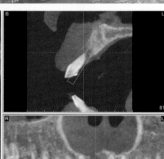
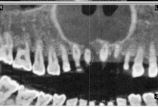
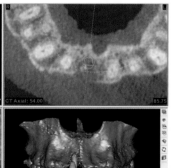

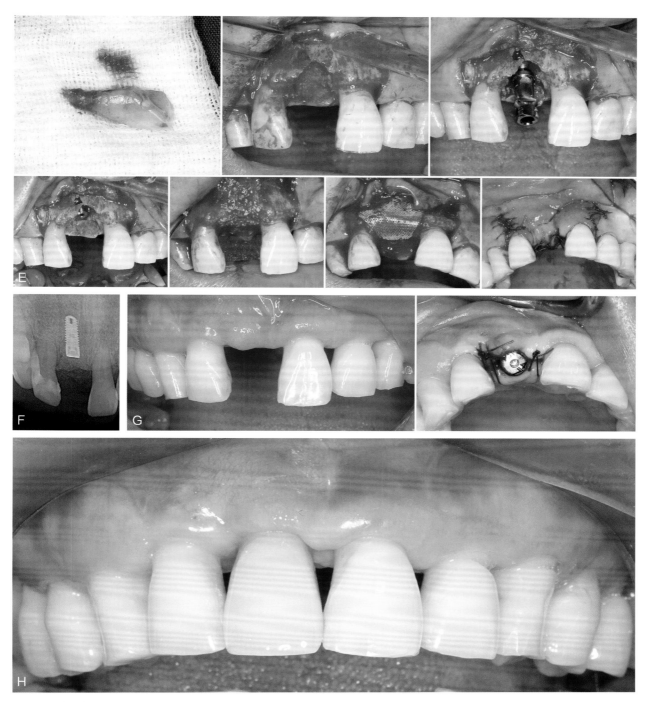

图 13-9（续）

E. 种植术中：拔除 11，翻全厚瓣，彻底清创，偏腭侧定点、逐级备洞，植入 Zimmer 3.7×10 TSV 种植体 1 枚，骨缺损区植骨，盖胶原膜，减张缝合，埋入愈合　F. 种植术后：影像学检查　G. 种植二期手术　H. 11 永久修复